GOOD or BAD?

健康長寿研究
教える
り方

歳からは

これをやめてこれをやる!!

東京都健康長寿医療センター研究所 副所長 医学博士
藤原佳典 監修

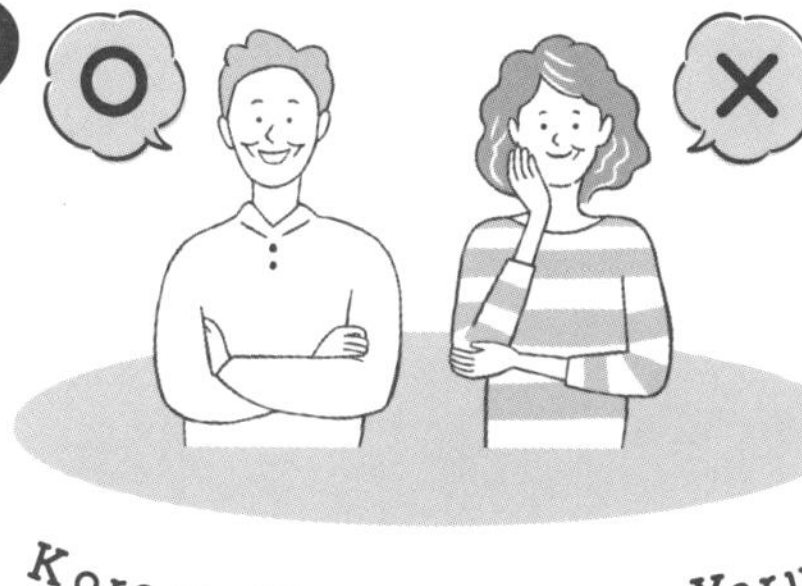

Kore wo Yamete Kore wo Yaru!

新星出版社

はじめに

人生100年時代と言われる現在、60歳代は、人生の折り返し点を少し通過した地点といえます。読者の皆さんにとって、健康面ではさまざまなギアチェンジが必要になります。例えば、今まではメタボリックシンドローム（＝メタボ）の予防や管理に注意していませんでしたか？　最も大きなギアチェンジとして、これからはメタボよりも心身の衰えを防ぐフレイル対策が重要になってきます。フレイルとは加齢とともに徐々に心身の機能が弱り、要介護状態に近づくことです。

若い頃のメタボ対策の三本柱は、「栄養バランスのとれた食生活」「適度な運動」「十分な休養」でした。しかし、60歳を過ぎたら加齢によるフレイル対策は「栄養」「運動」「社会参加」「持病のコントロール」の四本柱の健康づくりが必要になります。

栄養に関しては、バランスのとれた食事はもちろんですが、中年期と異なり、加齢とともにむしろ栄養不足が問題となりますので、さまざまな食品から必要な栄養を摂る必要があります。運動習慣に関しては、有酸素運動に加えて筋力を鍛えて、日常生活の体力を養います。社会参加はさまざまな人々や団体・組織とつながることです。そして、これらを実行するのは、そんなに難しいことではありません。なぜならば、「食べる」「動く」「つながる」ことは、人生を豊かにしてくれるからです。

60歳以降は、第2、第3の人生に向けて、人生の豊かさを見直す時期でもあります。人生を豊かにするような、「やりたいこと」がある人は、それを少しでも継続できるように健康づくりに余念がないものです。また、健康であれば「やりたいこと」を続けることができ、人生はますます豊かになるでしょう。

本書が、読者の皆様にとって人生の好循環のアクセルになれば幸いです。

藤原佳典

イキイキと過ごすための7つの習慣

健康長寿を実現するために、60歳からは次のことを心がけて実践しましょう。

1 いろいろな食品を食べて、やせと栄養不足を防ぐ

多様な食品から体に必要ないろいろな栄養をとり、低栄養と「やせ」を防ぎましょう。

2 筋力＋歩行力で、生活体力をキープ

家の内外問わず、よく歩き、こまめに動き、2ℓ入りペットボトルを1～2本は持ち運べる筋力を養いましょう。

3 口の健康を守り、かむ力を維持

むし歯や歯周病予防はもちろん、歯が抜けたままにせず、いつまでも硬いたくあんが食べられる咀嚼《そしゃく》力をキープしましょう。

4 外出・交流・活動で、人やまちとつながる

1日1回以上は外出をし、週に1回以上は知人・友人と交流を、月1回以上は社会活動などに参加し、積極的に人と交流しましょう。

5 持病を適切にコントロール

生活習慣病などの持病がある場合は、治療を続けるほか、適切な食事や運動で管理をし、病気の進行からの脳卒中、心臓病、さらには生活機能*障害を防ぎましょう。

*日常生活を送るために必要な機能全体のこと。

6 家庭内事故を防ぐ

家の中で起こる転倒・転落、誤《ご》嚥《えん》、窒息、入浴事故、着衣着火（コンロの火で服に火がつく）のやけどなどを防ぐ環境づくりと知識を持ちましょう。

7 好奇心、感性、笑顔、目標を大切に

あるがまま老いも受け入れ、ポジティブにすこやかに暮らしていきましょう。

東京都健康長寿医療センター研究所『健康長寿新ガイドライン　エビデンスブック』の「健康長寿のための12か条」より抜粋、一部改変して作成

もくじ

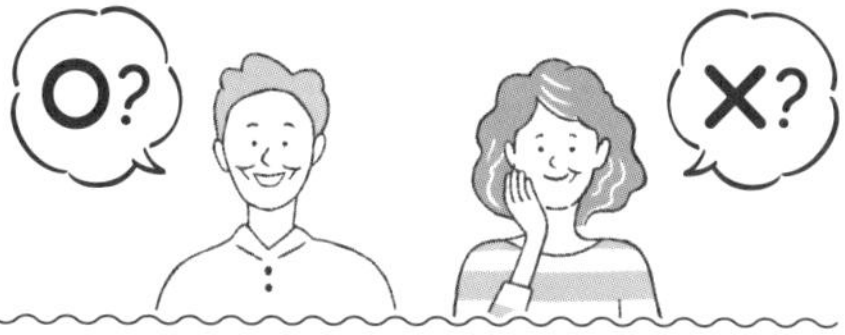

←これらの生活習慣はGOOD or BAD?

Part 2 その考え方&生活習慣はOK?

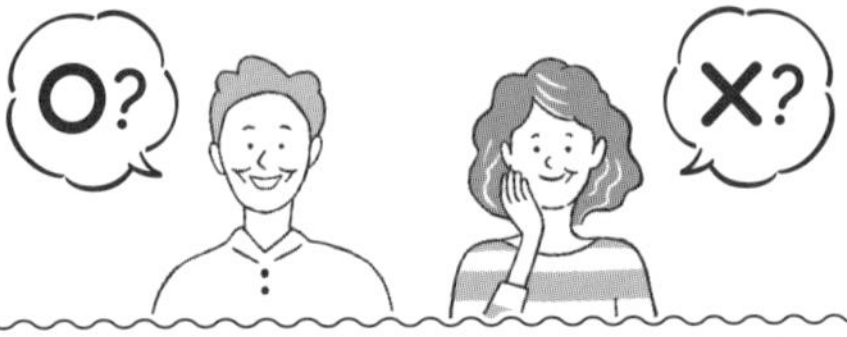

← これらの生活習慣はGOOD or BAD?

Part 3 ポジティブライフのための知識

参考資料

・『健康長寿新ガイドラインエビデンスブック』東京都健康長寿医療センター研究所、健康長寿新ガイドライン策定委員会編著（社会保険出版社）
・『何歳まで働くべきか』藤原佳典、小池高史編著（社会保険出版社）
・『最新70歳からの栄養の基本と食べ方のコツ』新開省二監修（ナツメ社）
・『ビタミン・ミネラルがよくわかる本』五関正江監修（つちや書店）
・『中高年から足腰力をつける本』石井直方（主婦と生活社）
・『健康食品の正しい利用法』厚生労働省医薬食品局食品安全部（国立健康・栄養研究所）
・『誤嚥性肺炎を防ぐ安心ごはん』菊谷武監修（女子栄養大学出版部）
・『絵で見てわかる　入れ歯の悪露闇解決』菊谷武・山田晴子著（女子栄養大学出版部）
・『介護のための口腔ケア』菊谷武（講談社）
・『ひざ痛にならないための筋力アップ体重ダウン体操』東京都健康長寿医療センター監修（社会保険出版社）
・ＮＨＫ健康チャンネル
・厚生労働省「健康日本21」公式サイト
・厚生労働省e－ヘルスネット
・厚生労働省「電子たばこの注意喚起について」
・地方独立行政法人東京都健康長寿医療センター公式サイト
・地方独立行政法人東京都健康長寿医療センター研究所公式サイト
・公益社団法人日本眼科医会公式サイト
・一般社団法人日本補聴器工業会公式サイト

Staff

デザイン●株式会社東京100ミリバールスタジオ
イラスト●松村有希子
校正●有限会社くすのき舎
編集協力●株式会社フロンテア

Part1

60歳からは新たなステージへ

年とともに体はもちろん、
生活環境や気持ちも変化します。
そして、健康づくりの目標も中年期とは違ってきます。
60歳からは、新たなステージへ進んだと理解して
健康づくりに取り組みましょう。

これからどうなりたいか？

やりたいことがあるから健康でいたい 健康だとやりたいことができる

これからも人生を楽しむために、できるだけ「元気」でいたいものです。そのために、まず1年後、3年後の「なりたい自分」を予測して書き出してみましょう。それはどんなことでもかまいません。

ただ漠然と老後の健康づくりをするよりも、「やりたいこと」「こうありたい」という明確なビジョンがあると、それに向かって生活を見直したり、健康を維持したいという気持ちが芽生えたりするので、自然と健康意識が高くなります。

1年後、描いていたことが実現できたら、達成感で幸せな気持ちになるでしょう。また、心身が健康であれば、さらに「やりたいこと」ができます。**健康のために生きるのではなく、なりたい自分に近づくために、生きがいのある人生を送るために健康を手に入れましょう。**

あなたの「未来予想図」は？

「今の○○を続けていきたい」「こうなっていたい」ということを
具体的に書き出してみましょう。

1年後

3年後

5年後

10年後

1年後
山登りができる体力をつける
3年後
憧れの中央アルプスの木曽駒ヶ岳に登る

5年後
絵本の読み聞かせのボランティアを続けている
10年後
20歳になった孫とお酒を飲む

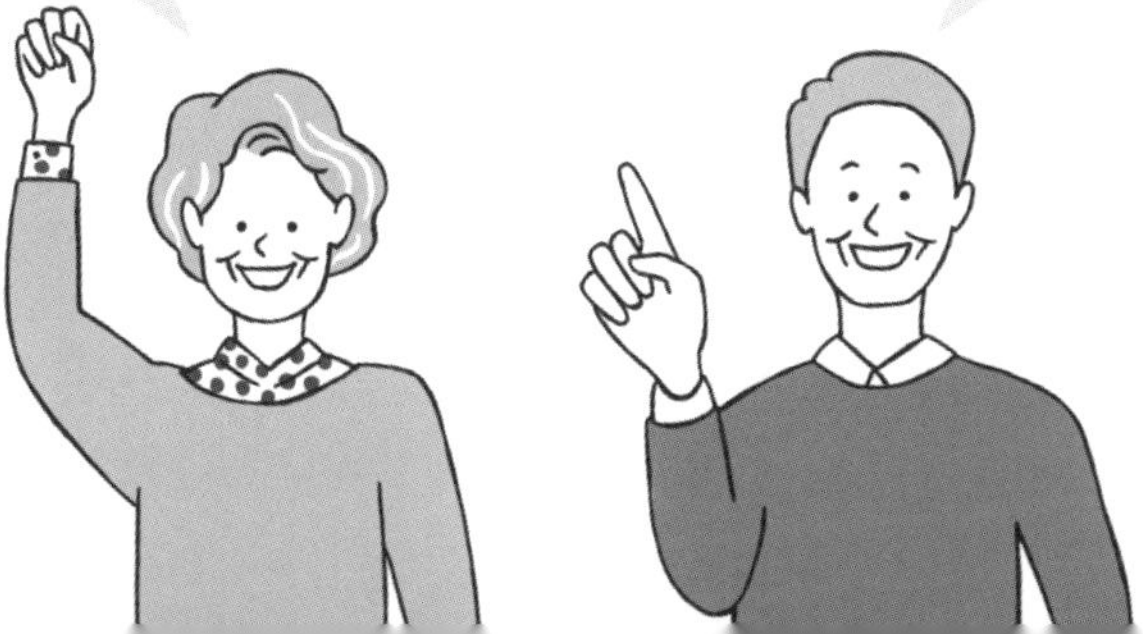

やりたいことをするには？

生活習慣を見直して老化スピードを遅くする

1年後、3年後、5年後……、**自分が思い描いたことを実現するための一歩として、まず着手したいのが自分の生活を見直す**ことです。

不摂生な生活習慣の積み重ねは、年月をかけて体を蝕《むしば》みます。15ページの生活習慣に心当たりがある人は危険。若いときと同じような不摂生な生活を送っていると老化スピードはどんどん速くなり、体のさまざまな機能がうまく働かなくなります。そうなると、自分の思うように体を動かせなくなったり、生活が制限されたり、介護が必要な状態になりかねません。もちろん「なりたい自分」も遠のきます。

今からでも遅くはありません。自分の生活習慣を振り返り、改善しましょう。うまく心身をケアすれば、老化スピードを遅くして体の機能低下を防ぐことができ、何歳からでも「やりたいこと」が始められます。

こんな生活をしていませんか？

次のことに心当たりがあるなら要注意。
老化スピードや病気の進行が促進されてしまいます。

食生活

- □食べたいものを食べたいだけ食べる。
- □野菜はあまり食べない。
- □何にでも、塩、しょうゆ、ソースをかける。
- □1日1食か2食のときがある。
- □塩辛いもの、味が濃いものが好き。
- □好き嫌いが激しい。
- □やわらかいものばかり食べている。
- □食事がおいしいと感じなくなってきた。
- □毎日、お酒を飲む。
- □お酒を飲まないと眠れない。

運動

- □日中は座っていることが多い。
- □外ではエレベーターやエスカレーターを利用し、階段は利用しない。
- □家ではゴロゴロしている。
- □ほとんど歩かない。
- □運動をしていない。
- □家事をするのが面倒でやらないことも多い。

社会参加

- □外出はほとんどしない。
- □趣味・スポーツ・ボランティアなど、仕事以外の社会活動に参加していない。
- □友人、近隣の人などと、ほとんど交流がない。
- □1日誰とも話さないことが多い。
- □行事やイベントに関心がない。

「栄養」「体力」「社会参加」を基本にした生活を心がける

「なりたい自分」を目指すために日常生活で心がけたいのは、栄養・体力・社会参加を基本にした生活習慣（17ページ参照）です。

若いときの健康づくりの柱は、「栄養バランスのとれた食生活」「適度な運動」「十分な休養」ですが、60歳を過ぎたら加齢による心身の衰えを防ぐ健康づくりが必要になります。

栄養に関しては、栄養バランスのとれた食事はもちろんですが、60歳以降は中年期と違って栄養過多より栄養不足が問題となるので、さまざまな食品から必要な栄養をとることが大切です。また、運動習慣も無理のない範囲で行い、体力を養うようにします。社会参加は、活動量を増やすとともに生きがいにもつながります。

これらを実行するのは、そんなに難しいことではありません。ただ、一度にあれもこれもやろうとするとハードルは高くなります。まずは、「これならできそう」と思うことから始めてみましょう。

1つずつクリアすることで、数年先の「なりたい自分」も実現できるでしょう。

年とともに衰える「食べる力」「動く力」「社会との関わり」を生活習慣によって維持することが大切です。

健康づくりの3本柱

次のことを心がけることは、健康維持はもちろんのこと、
生活習慣病の管理にも役立ちます。

栄養

- ○さまざまな食品から栄養を過不足なくとる
- ○しっかり食べられる口腔機能の維持

体力

- ○生活の中で運動習慣を身につける
- ○運動や家事で筋力など体力を養う

社会参加

- ○身近な人とコミュニケーションをとる
- ○積極的に社会参加をする

生活習慣病の持病がある人は
かかりつけ医と相談しながらコントロール

これまでの不摂生な生活習慣の積み重ねで、加齢とともに高血圧、糖尿病、脂質異常症などの生活習慣病になる人は少なくありません。そのまま何もしないで放置すると、心筋梗塞や脳卒中など命にかかわる病気のほか、認知症やADL（移動・食事・着替え・排泄・入浴などの日常生活動作）の低下が起こりやすくなります。

生活習慣の改善はもちろん、適切な治療を受けることが大切です。そのためには、かかりつけ医を持ち、食事や運動の相談や、薬で血圧や血糖値、コレステロール値、中性脂肪値などの管理をしていきましょう。生活習慣病と上手につき合うことは、健康長寿の基盤です。

自分らしく生きていくには

「健康寿命」をのばすことがカギになる

人生１００年時代といわれていますが、**健康上の問題で日常生活が全く制限されることなく生活できる「健康寿命」**は、平均寿命を大きく下回ります。

長生きできても、加齢により体が衰えたり気持ちが萎《な》えたり不健康な状態だったり、認知機能が低下して介護が必要な状態になったりすると、自分の思いどおり自由に暮らすことが難しくなります。いつまでも**自分らしく生活していくには、「自分の健康は自分でつくる」という意識を持ち、できるだけ健康寿命をのばす**ことが大切です。

なお、健康＝全く病気をしないことではありません。無病息災《むびょうそくさい》が一番ですが、現実的に高齢者の大半は何らかの通院治療を受けています。**年をとってからの「健康」とは、病気とうまくつき合いながら生活機能を維持することです。そのためには健康的な生活習慣を心がけ、ＱＯＬ（生活の質）を維持しましょう。**

健康寿命と平均寿命

健康上の問題で日常生活が全く制限されていない生活を送ることができる「健康寿命」は、平均寿命を約10年も下回ります。

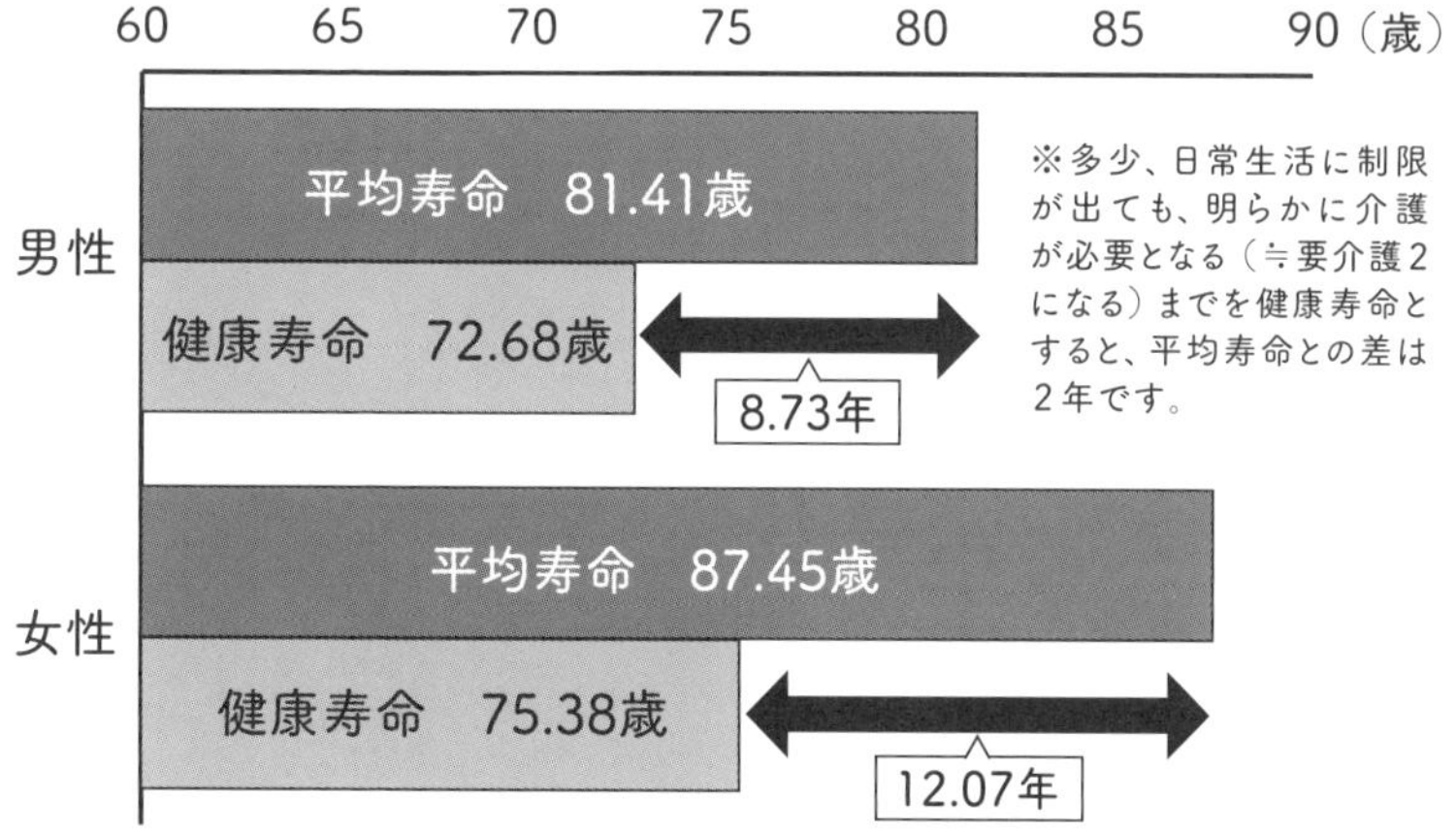
60 65 70 75 80 85 90（歳）
男性
平均寿命　81.41歳
健康寿命　72.68歳
8.73年
女性
平均寿命　87.45歳
健康寿命　75.38歳
12.07年
※多少、日常生活に制限が出ても、明らかに介護が必要となる（≒要介護2になる）までを健康寿命とすると、平均寿命との差は2年です。

出典：厚生労働省「令和元年簡易生命表の概況」「健康寿命の令和元年値について」

介護が必要になる要因（65歳以上）

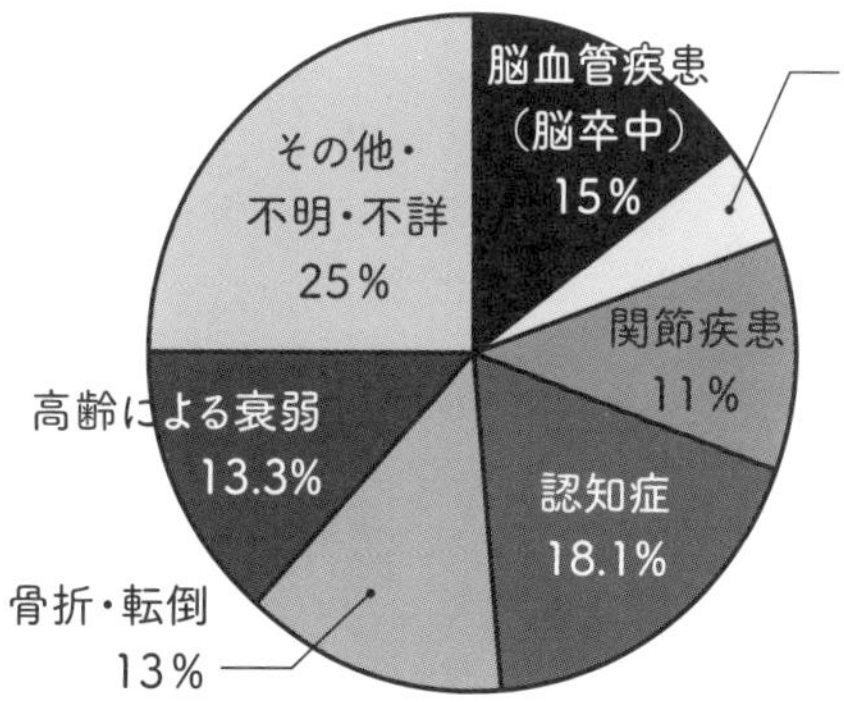
脳血管疾患（脳卒中）15%
心疾患（心臓病）4.7%
関節疾患 11%
認知症 18.1%
骨折・転倒 13%
高齢による衰弱 13.3%
その他・不明・不詳 25%

男女別だと、男性は脳血管疾患、女性は認知症が要介護になる原因で一番多い

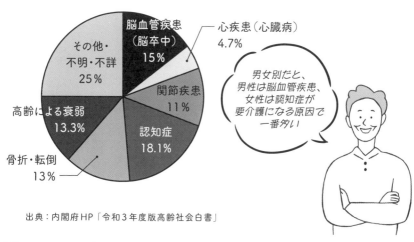

出典：内閣府HP「令和3年度版高齢社会白書」

60歳から始める健康意識改革

高齢期の健康づくりは中年期とは異なる

これまで健康診断では、医師や保健師からメタボ＊対策として、脂肪のとり過ぎや摂取エネルギーのとり過ぎに注意し、肥満にならないように指導されてきたと思います。確かに、中年期はメタボから生活習慣病になり、動脈硬化が進んで脳卒中や心筋梗塞になるリスクが高くなるので、健康常識として「メタボ対策」は必須です。

しかし、高齢期になってもメタボだけを気にして、脂肪や糖分の摂取や食事量を制限し続ける食生活を送っていると、栄養不足、エネルギー不足になり、健康寿命を左右するフレイル（要介護状態になる一歩手前の状態）に陥りかねません。**高齢期は、メタボ対策より低栄養、活動量の低下による「フレイル対策」が必要**なのです。

60歳を過ぎたら、健康常識は変わることを理解し、年齢に合った適切な健康づくりをしましょう。

＊メタボリックシンドロームの略。

高齢期の健康づくりに ギアチェンジを

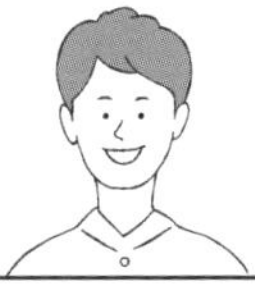

中年期

生活習慣

- ○食べ過ぎに注意
- ○野菜をしっかり食べる
- ○運動でエネルギーを消費
- ○禁煙
- ○お酒は適量（ビールなら1日500mℓ）
- ○十分な睡眠
- ○働き過ぎやストレスの解消

↓

生活習慣病の予防

↓

メタボ対策をする

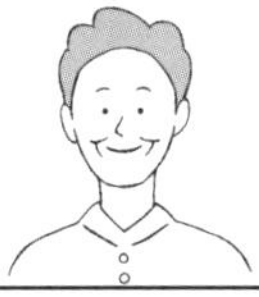

高齢期

生活習慣

- ○栄養・エネルギー不足に注意
- ○肉、魚、卵、牛乳・乳製品のたんぱく質をしっかりとる
- ○筋トレで筋力を養う
- ○禁煙
- ○お酒は適量以下に（ビールなら1日350mℓ）
- ○朝、決まった時間に起床、短時間の昼寝
- ○積極的な社会参加

↓

老化予防＝心身機能の維持

↓

フレイル対策をする

元気でいるカギはフレイル対策

加齢による機能低下からフレイルへ

フレイルとは、加齢により心身の機能が低下した状態で、「健康」と「要介護状態」の中間といえます。フレイルが進行すると、生活機能が低下し、日常生活に支障を来すようになって、要介護状態になるリスクが高まります。一方で、フレイルの段階で生活習慣の改善や病気の治療などの適切なケアを行えば、健康な状態に戻ることができる可能性があります。年とともに食欲がなくなり低栄養になったり、運動をしないで体力が低下したり、外出や人との交流をせず家に閉じこもるようになると、**フレイルサイクル**という悪循環（23ページ参照）に陥って生活機能が低下し、要介護状態へと進みやすくなります。

特に、低栄養状態が続くと、**筋肉量が減少して筋力が低下し、歩く力や握力が衰えるサルコペニア**（32ページ参照）を招いてフレイルから要介護になるスピードを加速させます。

フレイルから要介護状態に

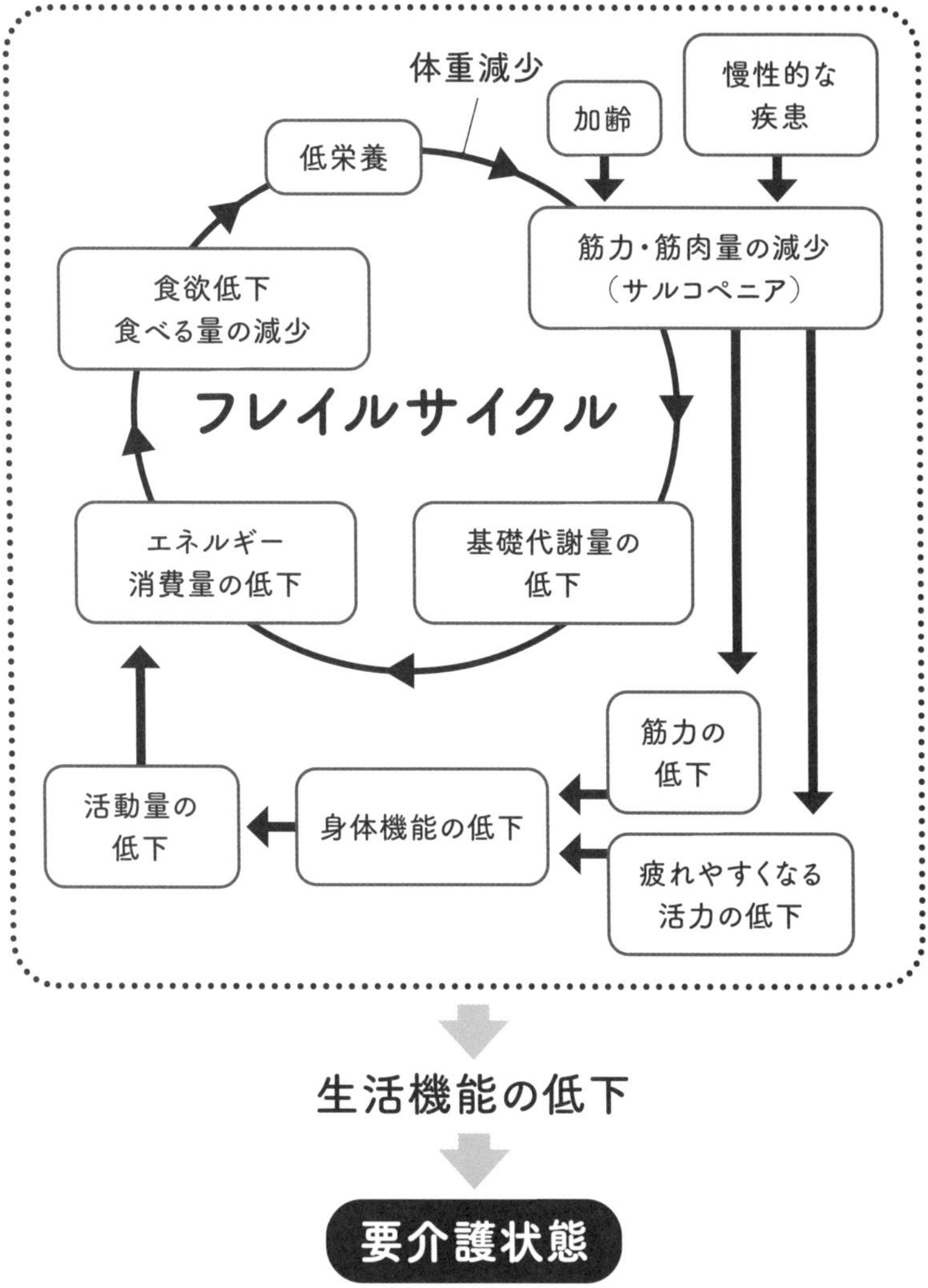

出典：Xue QL, Bandeen-Roche K, Varadhan R, et al. Initial manifestations of frailty criteria and the development of frailty phenotype in the Women's Health and Aging Study II. J Gerontol A Biol Sci Med Sci, 2008;63(9):984-90.より改変引用

フレイルは複数の要因が関係して進行

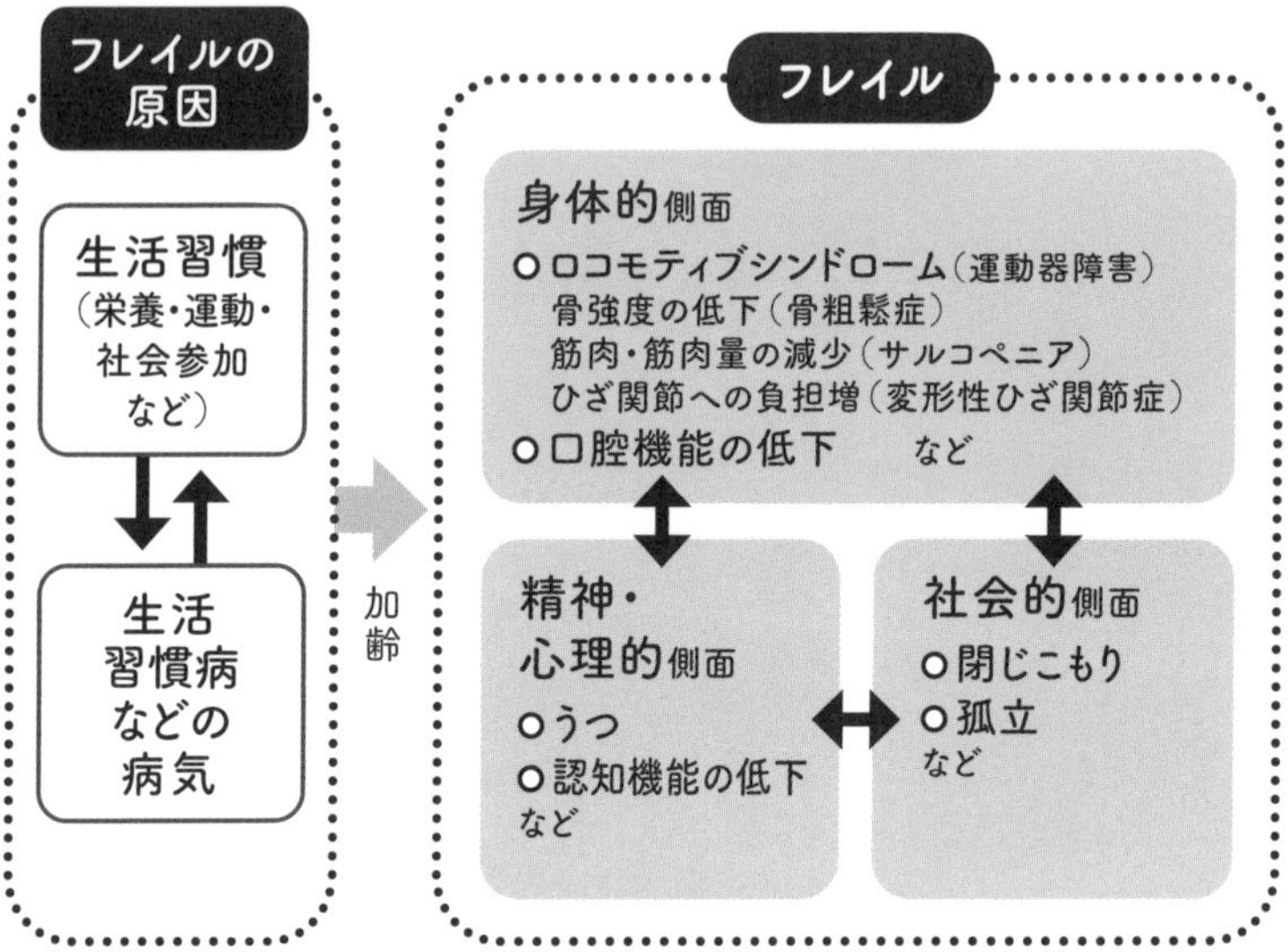
フレイルの原因
生活習慣（栄養・運動・社会参加など）
生活習慣病などの病気
加齢
フレイル
身体的側面
○ロコモティブシンドローム（運動器障害）
骨強度の低下（骨粗鬆症）
筋肉・筋肉量の減少（サルコペニア）
ひざ関節への負担増（変形性ひざ関節症）
○口腔機能の低下　など
精神・心理的側面
○うつ
○認知機能の低下
など
社会的側面
○閉じこもり
○孤立
など

フレイルは生活習慣の改善で防ぐことができる

年をとると、フレイルであるかどうかが健康寿命に大きく影響します。フレイルになる要因はさまざまですが、生活習慣の改善によってかなりの部分は予防することができます。60歳を過ぎたら、意識してフレイル対策をすることが大切です。

自分がフレイルかどうか、東京都健康長寿医療センター研究所が作成したチェックリスト（25ページ参照）でチェックしてみましょう。その結果、フレイル予備軍、フレイルだった場合は、生活習慣を見直す必要があります。

簡易フレイルチェックリスト（CL-15）

次の質問の「はい」または「いいえ」にマルをつけ、
グレー色の枠のマル1つを1点とし、合計点数を算出してください。

体力	1	この1年間に転んだことがありますか	はい	いいえ
	2	1kmぐらいの距離を不自由なく続けて歩くことができますか？	いいえ	はい
	3	目は普通に見えますか 注）メガネを使った状態でもよい	いいえ	はい
	4	家の中でよくつまずいたり、滑ったりしますか	はい	いいえ
	5	転ぶことが怖くて外出を控えることがありますか	はい	いいえ
	6	この1年間に入院したことがありますか	はい	いいえ
栄養	7	最近食欲はありますか	いいえ	はい
	8	現在、たいていの物はかんで食べられますか 注）入れ歯を使ってもよい	いいえ	はい
	9	この6か月間に3kg以上の体重減少がありましたか	はい	いいえ
	10	この6か月間に、以前に比べて体の筋肉や脂肪が落ちてきたと思いますか	はい	いいえ
社会	11	1日中家の外に出ず、家の中で過ごすことが多いですか	はい	いいえ
	12	ふだん、2～3日に1回程度は外出しますか 注）庭先のみやゴミ出し程度の外出は含まない	いいえ	はい
	13	家の中あるいは家の外で、趣味・楽しみ・好きでやっていることがありますか	いいえ	はい
	14	親しくお話ができる近所の方はいますか	いいえ	はい
	15	近所の人以外で、親しく行き来するような友達、別居家族または親戚はいますか	いいえ	はい

合計点数

0～1点	フレイルではない
2～3点	フレイル予備軍
4点以上	フレイルと判定

合計点数　　　　点

出典：東京都健康長寿医療センター研究所「簡易フレイル指標（CL15）」

フレイルを防ぐ食生活のポイント

栄養不足にならない「多様食」を心がける

年をとると、栄養不足からフレイルになりやすくなるため、60歳を過ぎたら**「低栄養対策」を意識することが大切**です。毎日さまざまな食品を食べて、体に必要な栄養をとりましょう。

具体的には、**1日に10の食品群（48ページ参照）をとることを目標にし、いろいろな食品をまんべんなくとりましょう。多様な食品から必要な栄養素をとる「多様食」を心がけるようにします。**

さらに、多種類のおかずでごはんは少なめにすると、炭水化物を除くさまざまな栄養素が増えて**「栄養素密度」が高い食事**にすることができます。

年をとると、食が細くなってたんぱく質不足から筋肉量が減少し、サルコペニア（32ページ参照）からフレイルに進行することがありますが、多様食の栄養素密度が高い食事をすれば、筋肉量の減少を抑えられてフレイルを予防することができます。

高たんぱくの食事にする

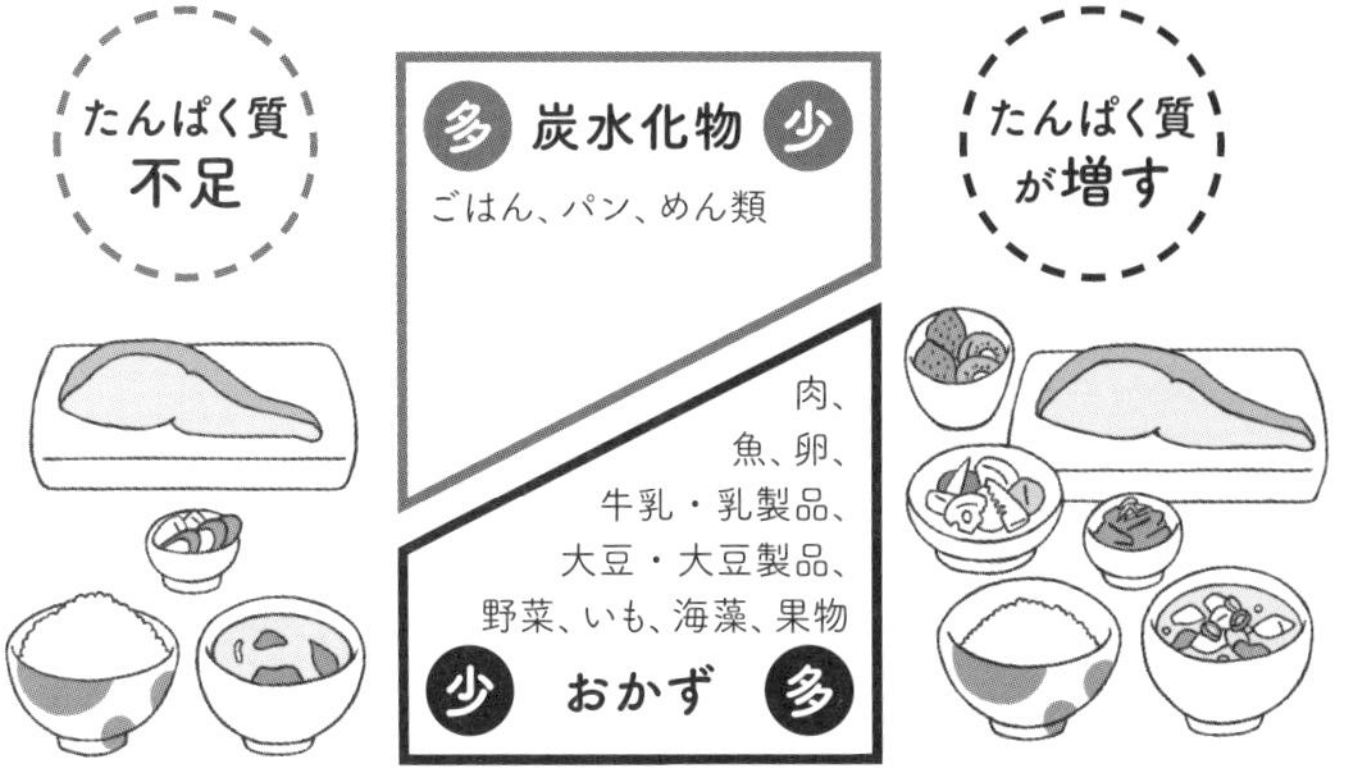

出典：東京都健康長寿医療センター研究所資料（2012年・同研究所の健診参加者180名が対象調査）より作成

「やせ」より「小太り」のほうが長生き

東京都健康長寿医療センター研究所が、65歳以上の人を対象にBMI（体格指数）を4つに分けて生存率を追跡調査したところ、生存率が高かったのはBMIがやや高い「少し太い人」で、BMI20以下の「細い人」のグループの生存率は低いことがわかりました。

つまり、年をとったら肥満よりも栄養状態が悪い「やせ」のほうが健康リスクになるということです。

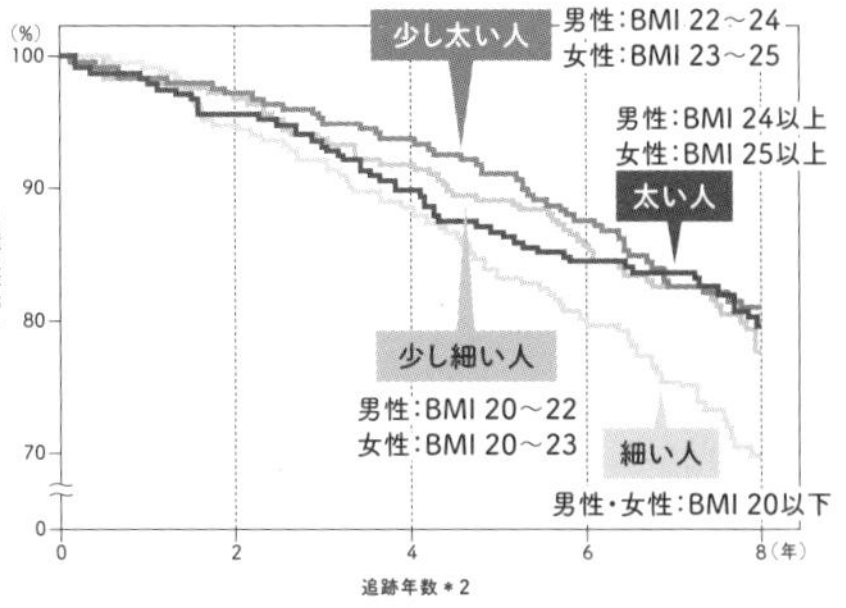

＊1　調査している間、対象者のうち生存者がどのくらいかを確率で計算したもの。
＊2　東京都小金井市および南外村の在宅高齢者1,048人を8年間追跡調査。

出典：東京都健康長寿医療センター研究所
健康長寿新ガイドライン策定委員会
「健康長寿新ガイドライン　エビデンスブック」

低栄養は自分では気づきにくい

年をとると、食べる力が衰えて食べられるものが限られてきたり、活動量が減って食欲が低下したり、パートナーや親しい人との死別で気持ちが沈み食事がとれなくなったり、さまざまな原因で食が細くなって低栄養に陥りやすくなります。しかし、自分が低栄養状態だと気づく人はほとんどいません。というのも、低栄養は年とともに少しずつ食事の量が減少していくことで進むからです。

自分が低栄養かどうかは、ＢＭＩ[＊1]が１つの目安になります。高齢者でＢＭＩ20未満は、低栄養が疑われます。

体重の減少は低栄養のサインです。年とともにやせてきたら注意が必要です。

また、ＢＭＩが死亡[＊2]リスクの少ないとされる20以上28未満の範囲でも、体重が半年で2～3kg減少した場合は、低栄養または病気の可能性があります。**低栄養状態をそのままにすると、フレイルが進行**します。

フレイル予防のためには、低栄養に早く気づいて食生活を改善することが大切です。低栄養につながる生活をしていないかチェック（29ページ参照）してみてください。また、毎日、体重測定をして体重管理を行うようにしましょう。

＊1　ＢＭＩ＝体重（kg）÷身長（m）÷身長（m）
＊2　出典：Tamakoshi A,et al.Obesity 2010;18（2）,362-369
Sasazuki S,et al.J Epidemiol.2011;21（6）,417-430

低栄養リスクチェック

次の質問の「はい」または「いいえ」にマルをつけ、
色がついた枠のマル1つを1点とし、合計点数を算出してください。

栄養関連信念（認識）	1	健康のためによいといわれている食品を取り入れていますか	いいえ	はい
	2	栄養や食事について関心を持っていますか	いいえ	はい
	3	健康や栄養のことに関して、家族や親せき、友人、近所人などと話しをしますか	いいえ	はい
	4	規則的な生活を心がけていますか	いいえ	はい
	5	よく体を動かし、食事の量とのバランスをとるようにしていますか	いいえ	はい
食事状況	6	主食（ごはんなど）を食べる量が少なくなってきていますか	はい	いいえ
	7	主菜（肉、魚などのおかず）を食べる量が少なくなってきていますか	はい	いいえ
	8	食べる意欲が少なくなってきていますか	はい	いいえ
身体状況	9	日常的に体を動かさなくなってきましたか	はい	いいえ
	10	昨年と比べて、外出する機会が減っていますか	はい	いいえ
	11	この6カ月間に、以前に比べて体の筋肉や脂肪が落ちてきたと思いますか	はい	いいえ
食関連QOL	12	毎日の食事はおいしいと思いますか	いいえ	はい
	13	毎日の食事の時間が楽しいですか	いいえ	はい

合計点数

3点以上
低栄養につながるリスク大で要注意

合計点数　　　点

出典：東京都健康長寿医療センター研究所
一般財団法人糧食研究会

フレイルを防ぐ運動のポイント

日常生活の中で運動を取り入れ、運動器の機能を維持

フレイルには、身体的側面（ロコモティブシンドローム、サルコペニアなど）、精神・心理的側面（うつや認知機能低下など）、社会的側面（孤立、閉じこもりなど）の3つの特徴や要因があり、それぞれが関わっています。その中でも顕著に現れやすいのが身体的側面で、代表的な症状が**「ロコモティブシンドローム（通称ロコモ）」**です。筋肉、骨、関節、神経などの**運動器の立つ・歩くといった機能が加齢とともに低下した状態で、転倒や骨折により要介護状態**になるリスクが高くなるといわれています。

ロコモを予防するには、**日常的に体を動かして運動器の機能を維持**することが大切です。

運動器は、動かすことで強化でき、加齢による衰えを遅らせることができます。運動は、無理のない範囲でOK。週に3回程度のウォーキングでも効果はあります[*]。

＊ Yamada K, et al. BMC Geriatrics. 2021; 21(1): 651.

ロコチェック

次の項目の中で、1つでも心当たりがあれば、
ロコモティブシンドロームの可能性があります。

□片脚立ちで靴下がはけない
□家の中で、つまずいたり、すべったりする
□階段を上がるのに手すりが必要である
□家のやや重い仕事が困難である
（掃除機の使用、布団の上げ下ろしなど）
□2kg程度の買い物をして持ち帰るのが困難である
（1リットルの牛乳パック2個程度）
□15分くらい続けて歩くことができない
□横断歩道を青信号で渡りきれない

出典：ロコモONLINE（日本整形外科学会）より作成

ロコモを招く3大疾患

骨粗しょう症	骨がスカスカの状態になり、骨折しやすくなる病気。
変形性ひざ関節症	加齢によりひざの関節軟骨がすり減り、炎症を起こして痛みが生じる病気。
脊柱管狭窄《せきちゅうかんきょうさく》症	背中の脊柱管の神経が圧迫されて腰痛や足のしびれ、痛みなどが生じる病気。

サルコペニアは、栄養と運動で改善が期待できる

身体的側面の1つである**「サルコペニア」は、加齢に伴って筋肉量が減少して筋力が低下した状態のことで、これも要介護状態になるリスクを高めます。**

筋肉は、立ち上がる、歩くなどの日常動作を行ううえで不可欠です。そのため、筋力が低下すると少しの段差でもつまずいて転倒したり、歩く速度が遅くなって青信号のうちに横断歩道を渡り切れないなど、日常生活にさまざまな支障が生じてきます。

筋肉量は40歳頃から減少していくといわれますが、年をとっても**栄養と運動によって筋肉量はある程度維持され、フレイルを予防**することができます。

低栄養は筋肉量減少につながります。食事はさまざまな食品からバランスよく栄養をとることを心がけるのはもちろん、筋肉の材料となる肉や魚、卵、牛乳、大豆製品などのたんぱく質が多く含まれるものを意識してとるようにしましょう。

また、筋力維持には筋トレが適しています。筋肉は何歳からでも使えば鍛えられます。ダンベルを持たなくても、両手に荷物を持って階段や坂道を上るだけでも筋トレになり、足腰の筋肉も鍛えることができます。

指輪っかテスト

両手の親指と人指し指で、ふくらはぎをつかみ、
どんなふうにつかめるかでサルコペニアの危険度がわかります。

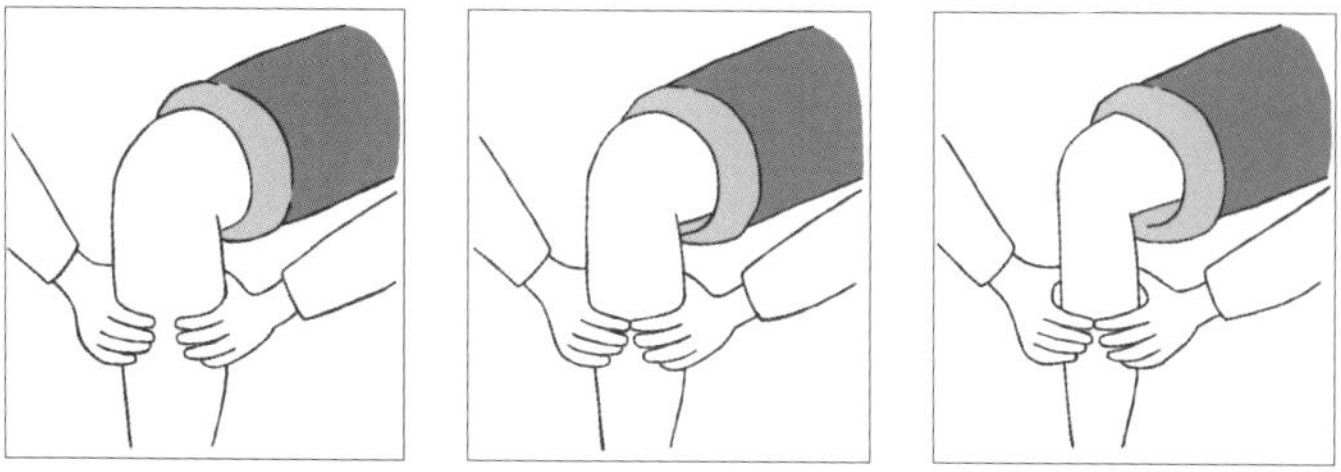

つかめない　　ちょうどつかめる　　すき間ができる

低い ←― サルコペニアの危険度 ―→ 高い

出典：東京大学　高齢社会総合研究機構・飯島研究室公式サイト
「フレイルを知ろう」より作成

加齢に伴う身体組織の変化

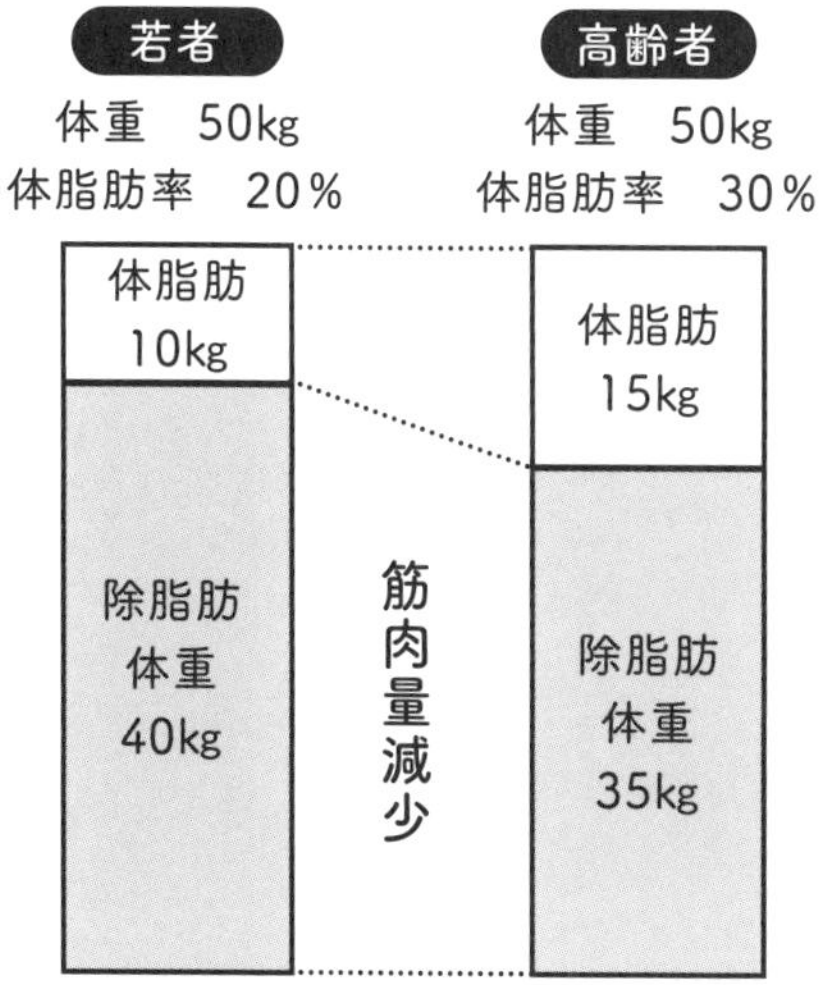
若者
体重　50kg
体脂肪率　20％
体脂肪
10kg
除脂肪
体重
40kg
筋肉量減少
高齢者
体重　50kg
体脂肪率　30％
体脂肪
15kg
除脂肪
体重
35kg

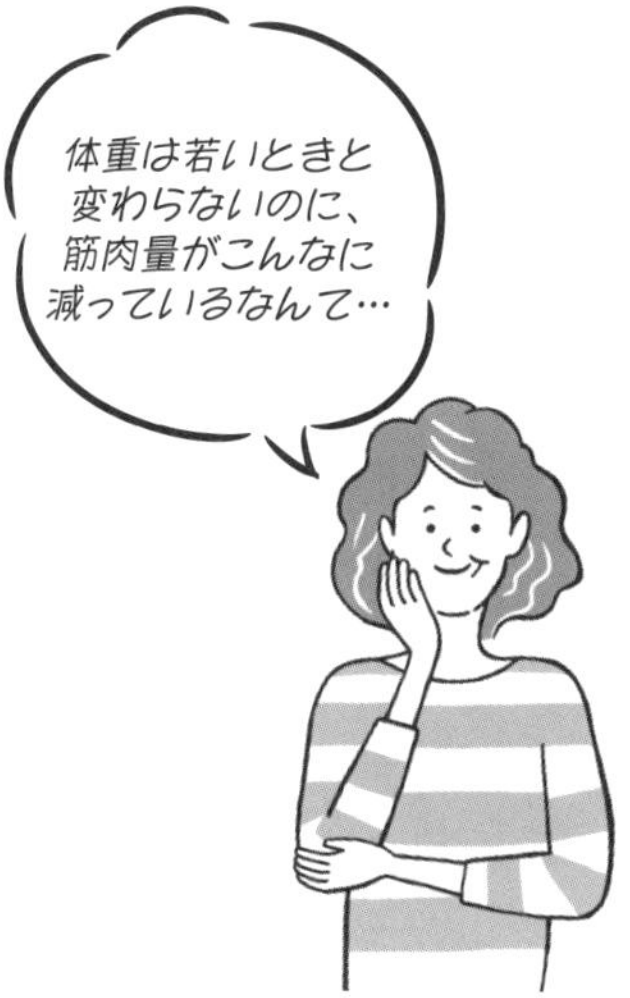
体重は若いときと
変わらないのに、
筋肉量がこんなに
減っているなんて…

出典：東京都健康長寿医療センター研究所　健康長寿新ガイドライン策定委員会
「健康長寿新ガイドライン　エビデンスブック」（社会保険出版社）

フレイルを防ぐ社会活動のポイント

無理なく、がんばり過ぎず、自分のペースで

年をとると、「足腰が痛い」「パートナーを亡くして気持ちが落ち込む」など、さまざまな理由で外出するのが億劫になることがあります。しかし、家の中に閉じこもりがちになると、運動不足から体の機能が低下してサルコペニア（32ページ参照）になるリスクが高くなります。また、人や社会とのつながりが希薄になると、うつや認知症を招きやすく、精神・心理的側面に陥りやすくなります。そればかりか、**社会的に孤立すると肥満や喫煙よりも死亡リスクが高くなる**といわれています。[*]

心身の健康維持のためにも**1日1回は外出をし、週に1回以上は友人や知人と交流する機会をつくり、月1回は社会的活動（仕事、ボランティア活動など）に参加する**ようにしましょう。60歳を過ぎたら、自分ができることを無理のない範囲から始めることが大切です。

* Holt-Lunstad J, Smith TB, Layton JB. PLoS Medicine, 2010, 7(7),

外出や人との交流の目標ペース

仕事以外でも積極的に外出、人との交流、社会活動をしましょう。

1日1回以上

外出しよう

仕事や趣味、近所への買い物や、家の周りの散歩、小さな用事を組み合わせて、毎日外に出るようにする。

週1回以上

友人・知人などと**交流**しよう

近所の人にあいさつをしたり、友人、知人と会ったり、電話やSNSで交流する機会を持つ。

月1回以上

楽しさ・やりがいのある**活動に参加**しよう

仕事以外でも、趣味のサークル活動やボランティア活動に参加することで、健康維持にも効果が期待できる。

栄養、運動、社会参加対策でフレイルリスクが半減

フレイルではない5,380名を対象にした調査＊で、栄養（48ページの「10の食品群」4点以上）、運動（週1回の運動を実践）、社会参加（月1回の社会活動）の3つのフレイル対策を実践したところ、2年後にフレイルになるリスクは50％減、いずれか2つのフレイル対策を実践すると44％減、いずれか1つのフレイル対策を実践すると29％減になることがわかりました。

＊「大田区シニア健康長寿に向けた実態調査」（2016－2018年）

Column

認知症リスク低減につながる生活習慣

認知症のメカニズムはまだ解明されていない点が多いですが、生活習慣が関係していることはわかっています。「〇〇をすれば、絶対に認知症にはならない」というものはありませんが、次の生活習慣は認知機能の低下を抑え、認知症発症のリスクの軽減にもつながります。

さまざまな食品から、体に必要な栄養をとる

栄養状態が悪いと、認知症になるリスクが高くなるといわれている。青魚に多く含まれるEPAやDHAの不飽和脂肪酸は認知症の予防効果が高いといわれているが、特定の食品だけをとればよいというものではない。多様な食品からさまざまな栄養をとることが大切だ。

日常生活に適度な運動を取り入れる

有酸素運動や筋力トレーニングは、認知機能低下や認知症発症の予防に効果があるといわれている。ウォーキングや、簡単にできる筋トレなど、無理なく続けられるものを行うとよい。運動は筋力アップ、血行促進につながり、骨粗鬆症、生活習慣病予防にも効果がある。

人と積極的に交流をする習慣、交流しやすい環境

地域環境も心身の健康に影響大。住民同士の交流や支え合いが豊かな地域ほど、認知機能障害のある人が少ないという調査結果が報告されている。こうした地域ではストレスが少なく、スポーツ、ボランティア、趣味などの社会活動も盛んであるため、脳の健康にもつながる。

生活を楽しんでストレスをため込まない

ストレスをため込むと血流が悪くなり、脳に酸素が十分に届かなくなるため、認知症のリスクに。本を読んだり、気の合う人とおしゃべりをしたり、旅行をしたり、自分の好きなこと、やりたいことを行うことは生活を豊かにし、ストレスも上手に解消される。

Part2

その考え方&生活習慣はOK?

さまざまな健康情報があふれる現代、
自分では「健康によい」と思って
行っていることでも
意外と間違っていることもあります。
正しい生活習慣の知識を身につけて、
実行しましょう。

認知症、脳卒中、転倒のリスクを下げる生活習慣

「なりたい自分」になるためには、健康でいることが重要です。

それを実現するには、健康上の問題で日常生活が制限されずに暮らせる健康寿命をのばすことです。ちなみに、介護が必要になる要因としては、認知症、脳血管疾患（脳卒中）、骨折・転倒が上位を占めています（19ページ参照）。

年をとってもできるだけ元気で自分らしく過ごすには、「認知症、脳卒中、転倒のリスクを下げる」ことがカギになります。これらは生活習慣が深く関係しているので、まずは自分の生活を振り返って、望ましくない生活習慣は改善しましょう。

間違った考えや思い込みで健康を損なうことも

では、どんな生活習慣を送ればよいでしょうか。

自分の思っていることは正しい？

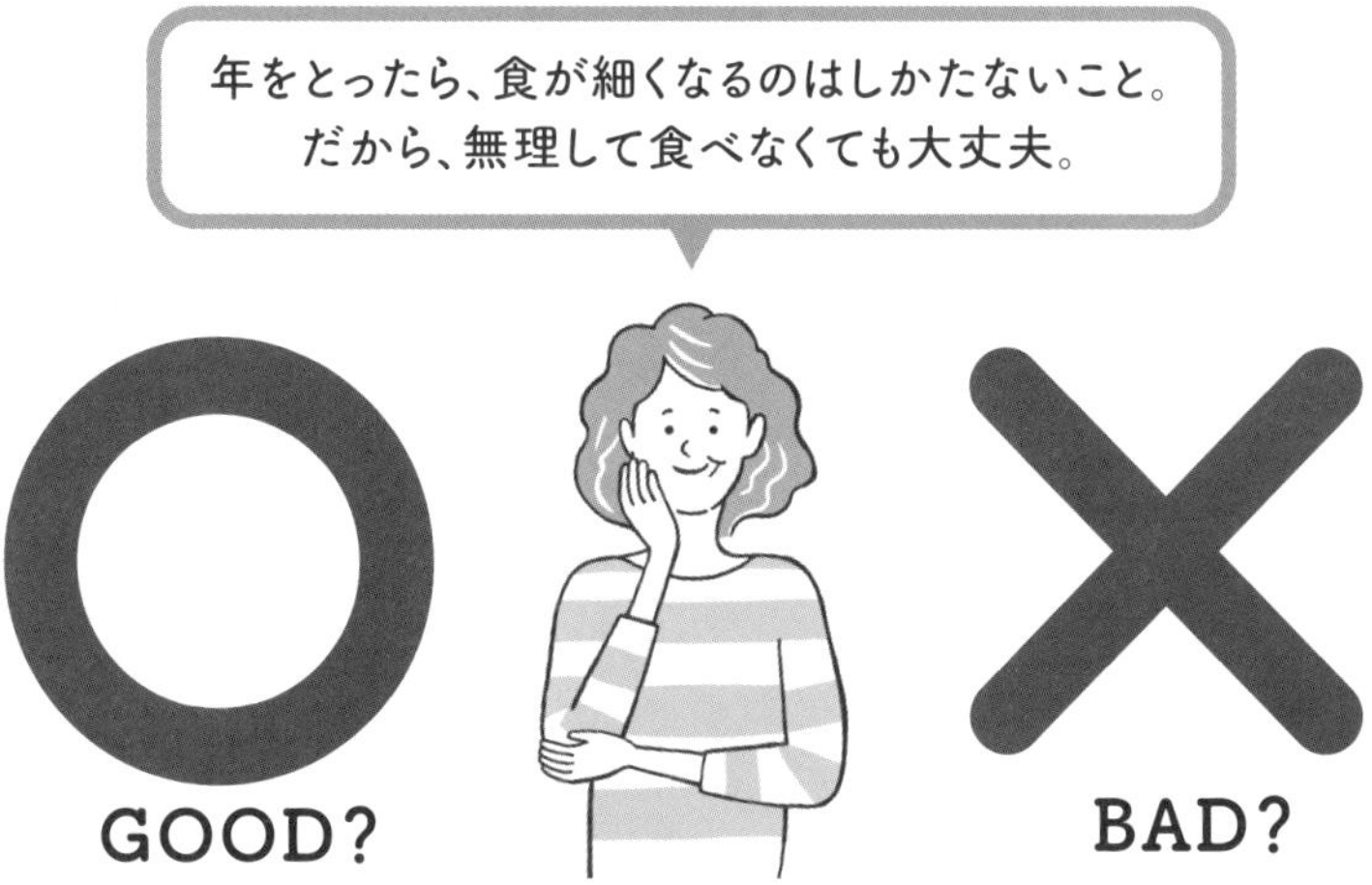
年をとったら、食が細くなるのはしかたないこと。
だから、無理して食べなくても大丈夫。
GOOD?
BAD?

巷にはさまざまな健康情報があふれていますが、その中には根拠のないものも含まれています。加えて、「年をとったらこうすべき」などといった思い込みも危険です。

自分の持つ情報が、すべて正しいとは限りません。よかれと思ってやっていた食生活や運動などの生活習慣が、逆に老化を早めて体の機能を低下させ、病気や認知症、転倒リスクを高めたりすることもあります。

正しい生活習慣を身につけるためには、まず41ページからの「GOODorBAD?」で、よくいわれている健康情報が正しいかどうか、自分で答え合わせをしてください。

もしも、自分の思っていること、行っ

ていることがNG習慣だったら、OK習慣に改善しましょう。まずは、間違いに気づくことが大切です。

日頃の何気ない生活習慣が、自分の心身の状態を大きく左右します。健康は、他人まかせでは手に入りません。いつまでも笑顔で元気に暮らしていきたいと思うなら、多少の努力も必要です。

生活の中で工夫をしたり、気をつけたりする心がけが健康長寿につながります。

なお、年齢によって健康づくりも変化します。かかりつけ医と相談しながら、常に正しい情報にアップデートしていきましょう。

インターネットから正しい情報を集めるチェックポイント

健康情報の情報源として、インターネットを利用する人も多いでしょう。ただし、中には古い情報や間違った情報も含まれています。正しい情報を得るには、次のことを目安にするとよいでしょう。

●出所

厚生労働省、大学などの研究機関や学会・学術団体、自治体の保健機関など、一個人の情報ではなく、責任の所在が明確な組織の情報かどうかをチェック。出所は信頼のおける組織が一番。

●更新状況

更新日が最近の日付になっているかどうかをチェックします。最新の情報になっていることが大切です。

GOOD or BAD?

年をとったら粗食が一番

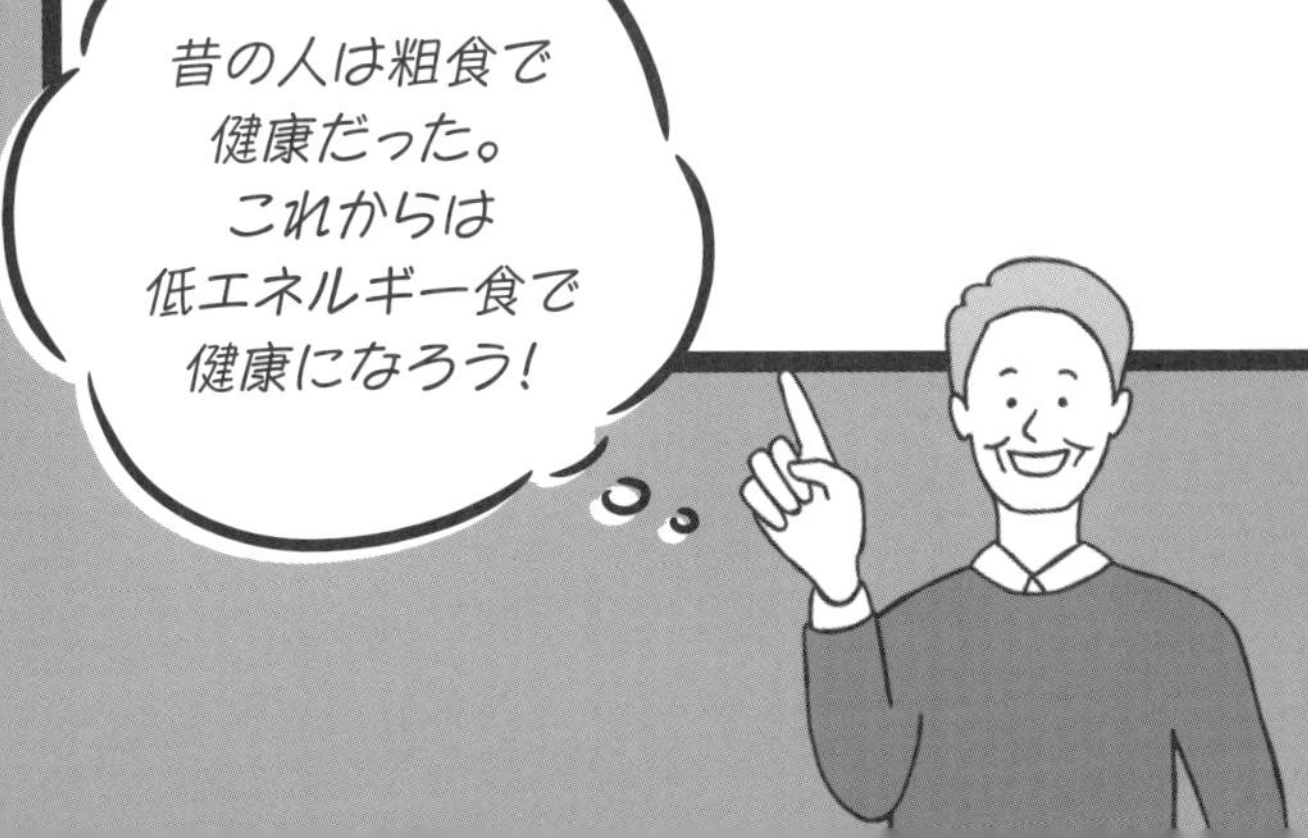
昔の人は粗食で
健康だった。
これからは
低エネルギー食で
健康になろう!

BAD

粗食は「低栄養」を招き老化を早める

粗食＝低エネルギー食と思って、「野菜中心で肉は食べない」「油はできるだけ避ける」など、極端なエネルギー制限や偏った食事をしていると、体に必要なエネルギーや栄養素をとることができません。

ただでさえ年をとると、活動量や咀《そ》嚼《しゃく》力の低下、大切な人との死別など、さまざまな原因によって食が細くなるのに、粗食を実践したら「低栄養」になってしまいます。十分なエネルギーや栄養がとれなくなれば、体がうまく機能しなくなって健康が損なわれるばかりか、老化を促進させて血管や体をボロボロにしてしまい、健康寿命を縮めることにもなります。

GOOD
習慣

主食・主菜・副菜・汁物を基本に たんぱく質をしっかりとる

「低栄養」を防ぐには、1日3食しっかりと食べて、十分なエネルギーと栄養をとることです。体に必要な栄養素は、各食品にさまざまな形で含まれ、それらが相互に関わり合って働いています。そのため、いろいろな種類の食品を食べ合わせることが大切です。1日2食だと、食べる量も品数も減ってしまうため、エネルギー不足、栄養不良につながります。1日3食のうち、2回は主食・主菜・副菜・汁物を揃えた献立にすれば、食べる品数が増えて自然と栄養バランスがとりやすくなるでしょう。また、体を動かすエネルギーや、筋肉、臓器、血液など体の主原料となるたんぱく質は重要です。転倒から要介護状態につながる**サルコペニア**（加齢による筋肉量の減少および筋力の低下した状態で、日常生活の基本的な動作に支障が生じ、要介護になりやすい）を**防ぐためにも、筋肉の材料となるたんぱく質**（特に肉、魚、牛乳・乳製品、卵などの動物性たんぱく質）**を意識してとる**ようにしましょう。

たんぱく質の上手なとり方

たんぱく質が多く含まれている食品

食品	例
肉	牛肉・豚肉・鶏肉など
魚・魚介類	いわし、さば、さけ、あじ、まぐろ、えび、いかなど
大豆・大豆製品	豆腐・納豆・豆乳など
牛乳・乳製品	ヨーグルト、チーズなど
卵	

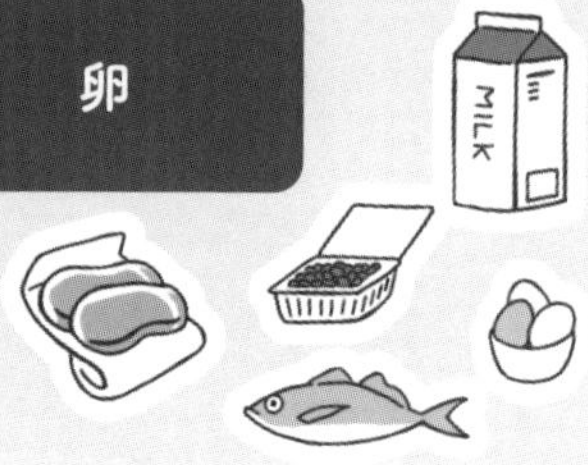

たんぱく質含有量の目安

肉（豚ロース肉）	魚（さけ）	豆腐（絹ごし）	牛乳	卵
70g	70g	100g（1/3丁）	200㎖	1個
たんぱく質含有量 約12g	たんぱく質含有量 約13g	たんぱく質含有量 約5g	たんぱく質含有量 約6g	たんぱく質含有量 約6g

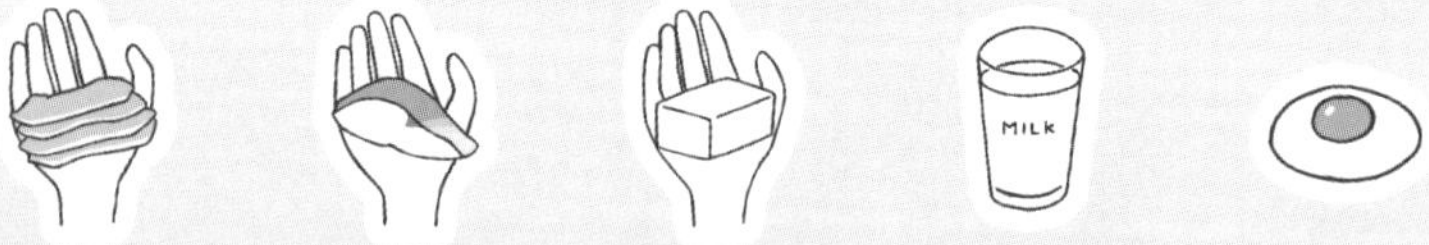

「八訂 食品成分表2022」（女子栄養大学出版部）より計算・作成

1日に必要なたんぱく質（男性60g／女性50g）

▽

たんぱく質が多い食品を組み合わせてとりましょう。

GOOD or BAD?

1日3食 規則正しく食べる

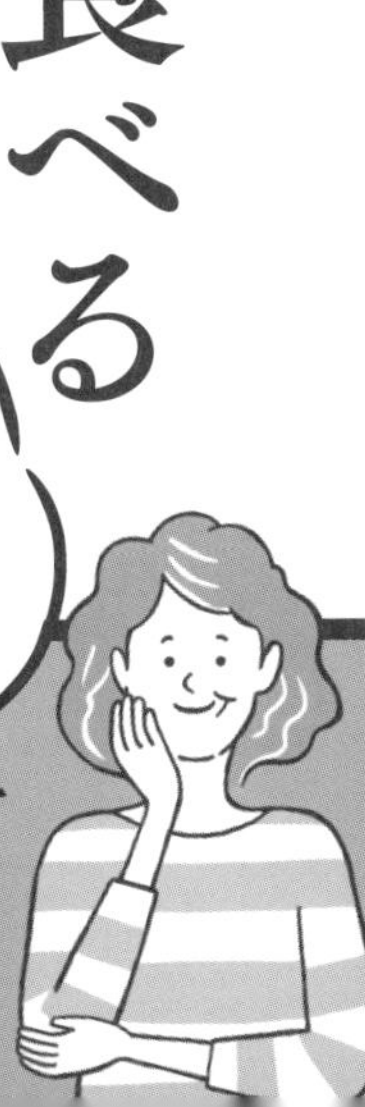
食事は1日3食
食べるのが
基本でしょ

△

Case by Case

回数だけではなく
食事の内容と量も重要

1日3食の食習慣がよい理由は、1日1食や2食よりも食べる食品の数が増えるため、1日に必要なエネルギーや各種栄養素をとりやすいからです。でも、その食事が偏っていたり少なかったりすると、エネルギー不足や栄養不良に陥ります。1日3食、規則正しく食べることはもちろんですが、食事の内容と量が重要です。

年をとると、かむ力や飲み込む力が衰えて、食べられるものが限られてきたり、体を動かさなくなるので食欲が低下したりして低栄養になりがちです。60歳を過ぎたら、1日3回の食事の内容を見直し、必要な栄養をとる習慣を身につけましょう。

GOOD
習慣

さまざまな食品をとることを意識して栄養バランスのとれた食事にする

年をとると、低栄養になりがちです。60歳を過ぎたら、**健康維持のために、さまざまな食品をバランスよく食べ、必要な栄養素をとる**習慣を身につけることが大切です。具体的には、**1日10の食品群**（48ページ参照）**をとることを心がけましょう。**自然と栄養バランスのとれた食事になります。

まずは量を問わず、10の食品群を1つでも食べたら1点として、1日何点になるかをチェックしてみましょう。1週間ほどチェックすると、自分の食事内容や不足しがちな食品の傾向がわかり、どんな食品をとればよいかが見えてきます。こうして食生活を見直すことは、低栄養予防につながります。

点数が高い人ほど、筋肉量が多く、歩行速度も速いなど、身体機能が高いという研究報告もあります。1日10点が理想的ですが、健康寿命をのばすためには、1日7点以上を目指すとよいでしょう。

1日10の食品群を目標に

毎日、次の10の食品群を意識して食事をするようにしましょう。
1日1つの食品群でも食べたら1点とし、1日7点以上を目指してください。

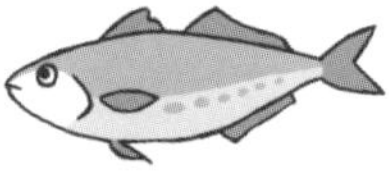

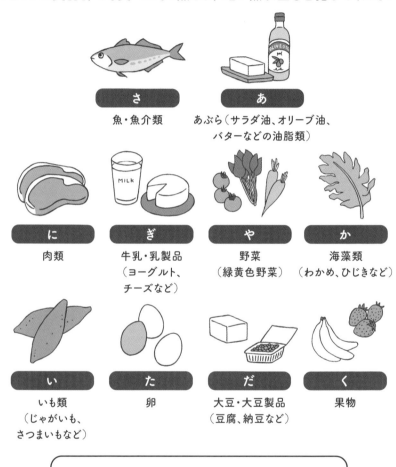

さ

魚・魚介類

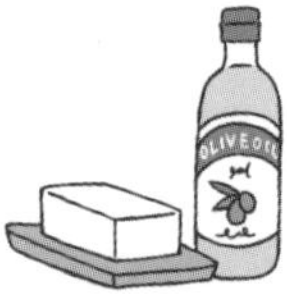

あ

あぶら（サラダ油、オリーブ油、
バターなどの油脂類）

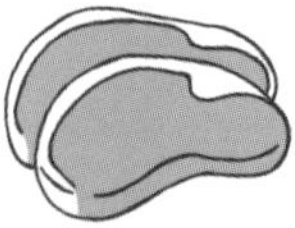

に

肉類

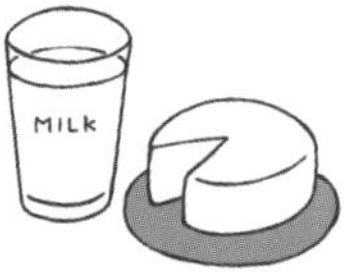

ぎ

牛乳・乳製品
（ヨーグルト、
チーズなど）

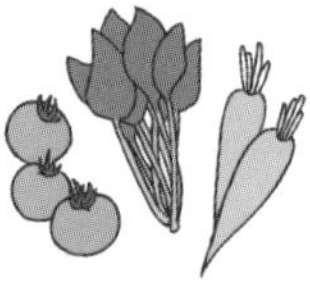

や

野菜
（緑黄色野菜）

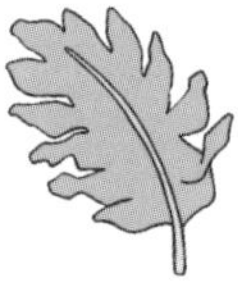

か

海藻類
（わかめ、ひじきなど）

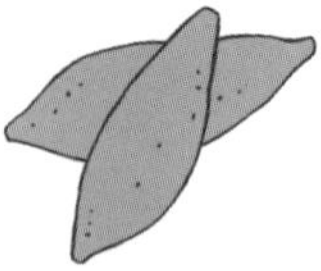

い

いも類
（じゃがいも、
さつまいもなど）

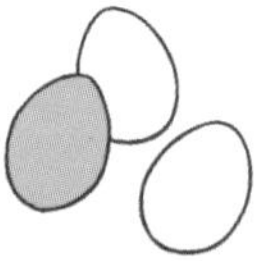

た

卵

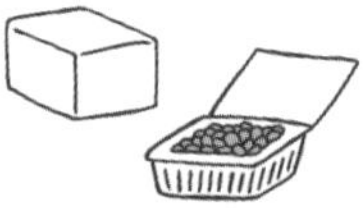

だ

大豆・大豆製品
（豆腐、納豆など）

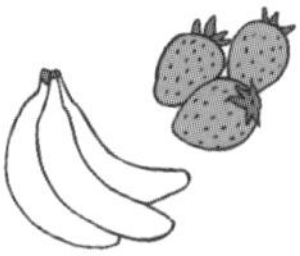

く

果物

「さあ、にぎやか（に）いただく」

と覚えて、頭文字の食品を1日1回食べるようにしましょう。

※「さあにぎやかにいただく」は、東京都健康長寿医療センター研究所が開発した食品摂取多様性スコアを構成する10の食品群の頭文字をとったもので、ロコモチャレンジ！推進協議会が考案した合言葉です。

GOOD or BAD?

糖質制限はコレステロール値の改善や肥満解消にいい

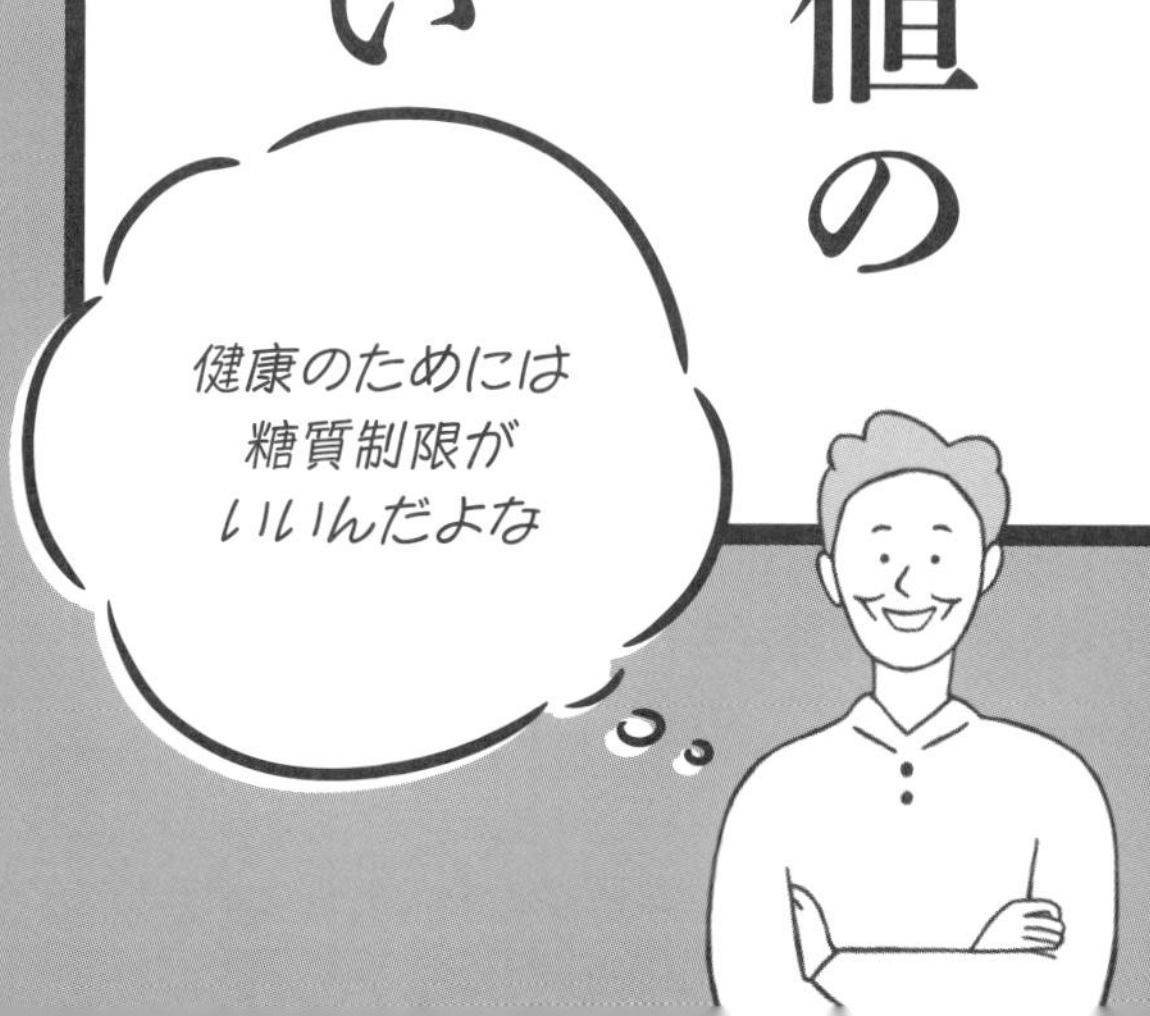

BAD

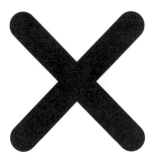

見当違いや極端な糖質制限は問題

　コレステロールでも悪玉とされる血中のＬＤＬコレステロールの値が高い人は、そのままだと心筋梗塞や脳卒中につながる動脈硬化が進行するので、食生活を見直すことが大切です。でも、ＬＤＬコレステロールの値は糖質を制限しても改善はされません。

　また、肥満の人は、高血圧症や糖尿病、脂質異常症の予防のためにも食事や運動で肥満を解消する必要があります。糖質制限をすれば体重減少できるかもしれませんが、偏った栄養のとり方は体の不調を招きます。特に、60歳以降の極端な糖質制限は、エネルギー不足や、筋肉減少にもつながります。

GOOD
習慣

エネルギーの高い食品や、コレステロールが多い食品はとり過ぎない

食品には、私たちに必要なさまざまな栄養が含まれています。ごはんなどの主食に多く含まれる糖質は、体内でブドウ糖に変わり、脳や神経、筋肉などにエネルギー源として供給されます。そのため、**不足すると体の機能に支障が生じます。**健康を維持するためにも、**食事は「主食＋おかず」を基本に、主食はしっかり食べましょう。**ごはんなら毎食、茶碗１杯（１５０ｇ程度）を目安にします。肥満の原因は、食べ過ぎと運動不足。食事は、１日の摂取エネルギー量を減らすことが一番です。エネルギーの高い食品や料理は部位を選んだり、調理法を工夫したりすればエネルギーダウンできます（52ページ参照）。

また、ＬＤＬコレステロール値は、肉などの動物性脂肪や、卵やレバーなどのコレステロールが多く含まれる食品を控えると改善します。これらの食品も「食べない」のではなく、量と頻度を考えて食べるようにしましょう。

摂取エネルギーを減らすコツ

肉は脂身の少ない部位を選ぶ。

小さなごはん茶碗にして量を減らす。

よくかんで食べることで、食べ過ぎを防ぐ。

脂肪が多く含まれる食品は、「揚げる」よりも「焼く」「蒸す」「ゆでる」調理法にする。

お酒は高エネルギーなので節酒する。

食生活の改善と、運動の両輪で上手に体重コントロールをすることが大切

LDLコレステロールの値が「やや高い」「高め」の人の食事のポイント

控えたいもの

- 肉やハム、ソーセージなどの加工肉など、動物性脂肪が多い食品。
- 卵、レバー、魚卵（たらこ、いくらなど）、肉の脂身や皮、バター、ケーキやデニッシュ系のパン（バターを多く使用）など、コレステロールが多く含まれている食品。

積極的にとりたいもの

- コレステロールを排出させる食物繊維を多く含む、野菜、いも、きのこ、海藻。
- LDLコレステロールの値を下げる大豆、豆腐、納豆などの大豆製品。
- 中性脂肪の値を下げる良質なあぶらが含まれている、さんま、いわしなどの青魚、オリーブ油など。

野菜から食べて
ごはんは最後に
食べる

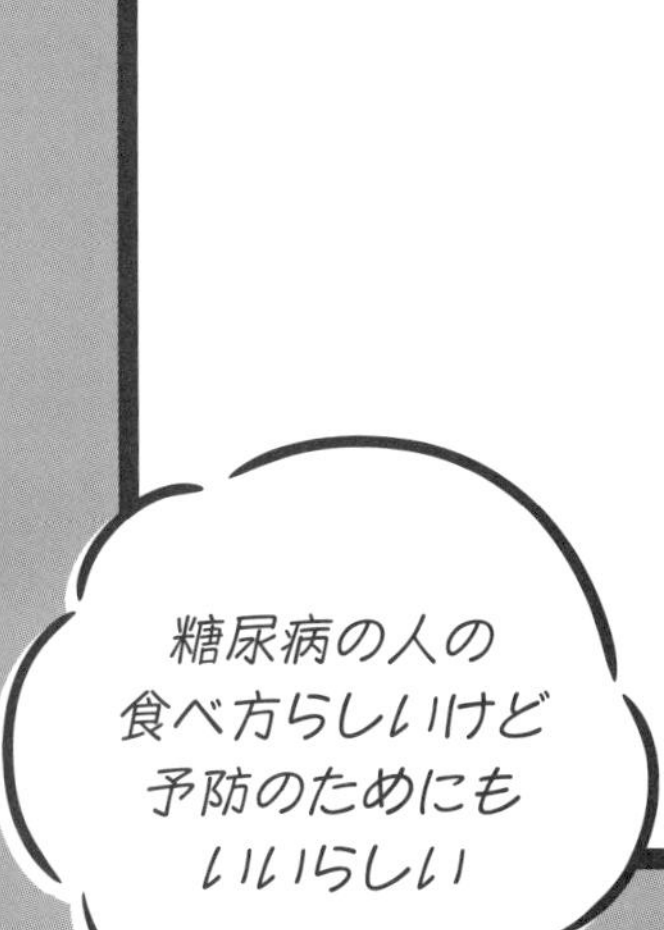
糖尿病の人の
食べ方らしいけど
予防のためにも
いいらしい

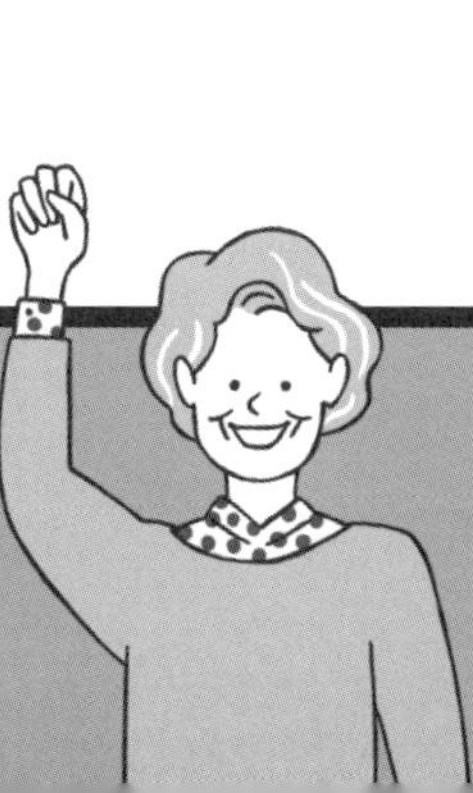

○

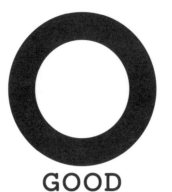

GOOD

食後の血糖値の急上昇を抑える「食べ順」

食事のとき、①野菜のおかず、②肉、魚、大豆製品などたんぱく質が多く含まれるおかず、③ごはんやパン、めん類などの炭水化物の順に食べると、先にごはんなどを食べたときよりも食後血糖値の上昇がゆるやかになります。

これは、糖尿病治療から生まれた食べ方ですが、実践することで糖尿病のほか、高血圧、脂質異常、動脈硬化、肥満の予防・改善にもつながります。また、認知症、がんの予防も期待できます。

糖尿病以外の人でも、さまざまな健康効果が得られる食べ方なのでおすすめです。

BAD
習慣

糖質が多いものから食べ始めたり早食いなどをすると食後血糖値が急上昇

誰でも食後は血糖値が上がります。上がった血糖値を下げるため、私たちの体は膵臓《すいぞう》からインスリンというホルモンを分泌させ、血液中のブドウ糖を脂肪に変える手助けをし、エネルギーとして使っています。しかし、**急激に血糖値が上がると、血糖値を下げようとインスリンの分泌量が増え、体に余分な脂肪がたまって太りやすくなります。**インスリンは、高血圧やコレステロール、中性脂肪とも関係しており、血液中のインスリン値が高い状態が続くと生活習慣病を引き起こします。

食事のとき、体内でブドウ糖に分解される糖質が多く含まれるごはんから食べると、血糖値は急上昇します。また、**ごはんが多くておかずが少なめという食事、よくかまずに食べる早食い、一気にたくさん食べるドカ食いも、血糖値を急激に上げる食べ方です。**血糖値の上昇をゆるやかにする、賢い食べ方を身につけるとよいでしょう（56ページ参照）。

血糖値の上昇を ゆるやかにする食べ方

以下の食べ方を意識して行うことで、高血糖、高血圧、脂質異常を改善し、血管を若く保つ効果が期待できる。

食べる順番を意識する

1 ……▶ 2 ……▶ 3

1 野菜から食べる

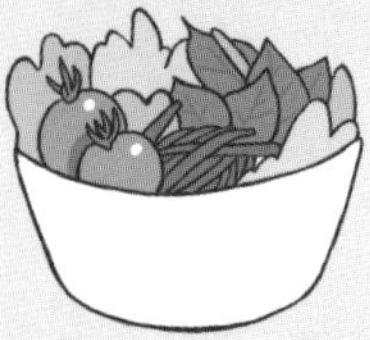

野菜に多く含まれる食物繊維には、糖の吸収を抑えて血糖値の上昇を抑える働きがある。

※にぎりこぶし2個または1個分の量を最初に食べきる。

2 たんぱく質のおかずを食べる

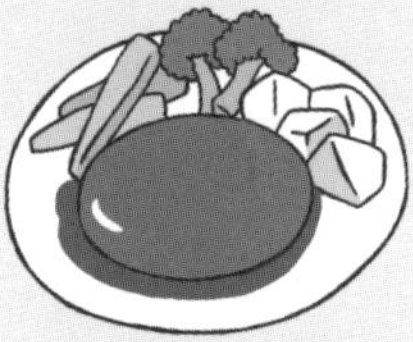

肉や魚、大豆製品に含まれるたんぱく質は、体に必要な栄養素。おかずを半分から3分の2を食べてから、残りはごはんと一緒に食べる。

3 最後にごはんを食べる

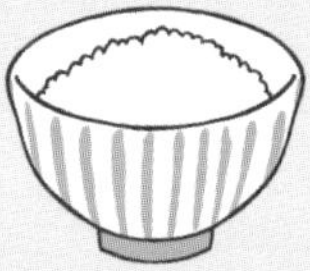

糖質は体のエネルギー源なので、主食抜きはしないこと。最後に食べることで、少量に抑えられ、食べ過ぎを防ぐことができる。

▽

よくかんで食べる

野菜から食べても、早食いだと食物繊維が腸に届いてからすぐ糖質が送り込まれるため、食物繊維が糖質を吸収する時間が足りず、血糖値の上昇を抑えられない。ゆっくり、よくかんで食べると、食物繊維が糖質を吸収する時間が確保でき、血糖値の急上昇を抑えることができる。

GOOD or BAD?

あぶらや塩分は極力とらない

食生活
運動
社会参加
口腔
その他の生活習慣

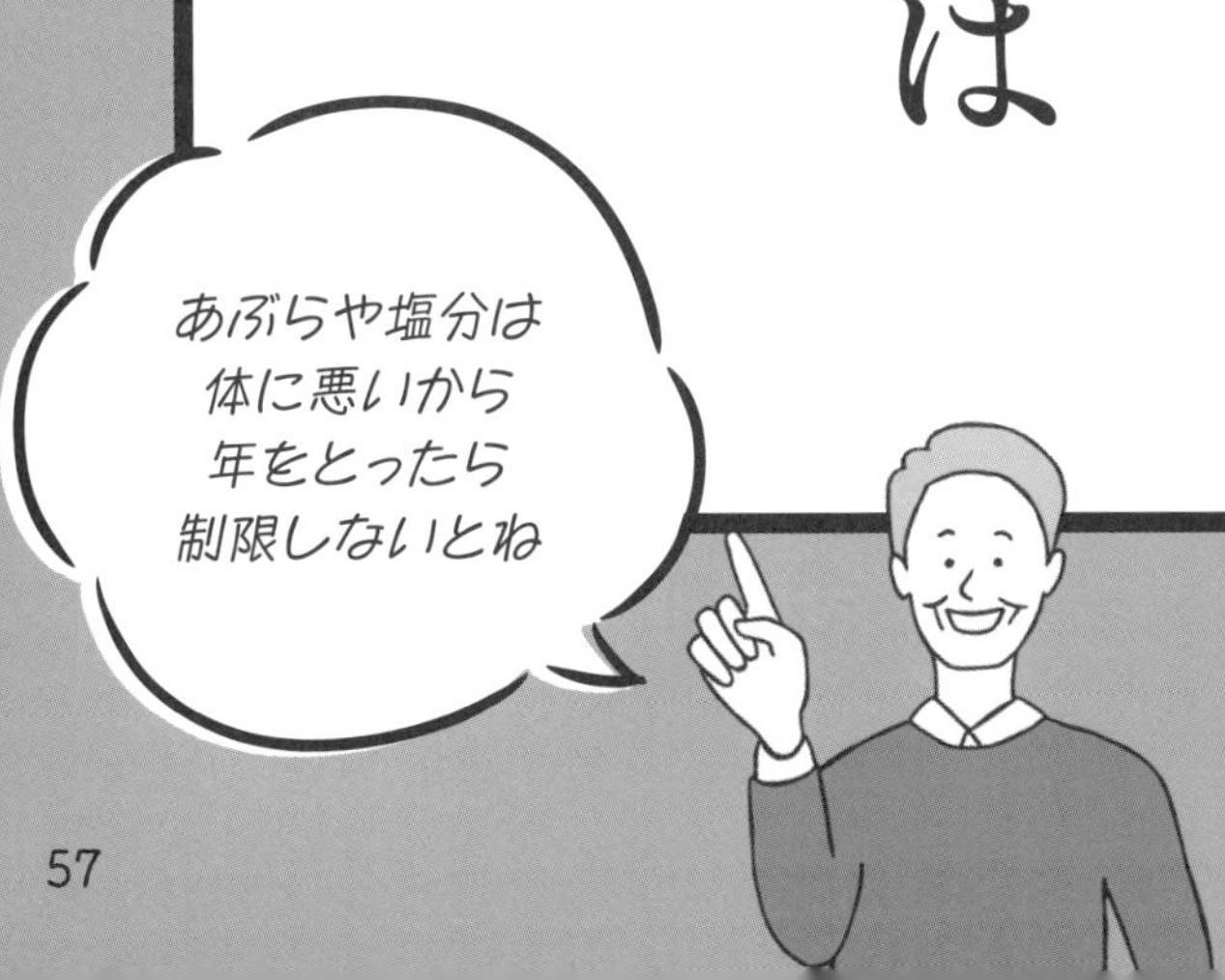
あぶらや塩分は
体に悪いから
年をとったら
制限しないとね

BAD

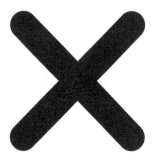

脂肪や塩分を極端に制限しない

脂肪のとり過ぎは肥満、塩分のとり過ぎは高血圧を招くので、中年期はメタボや生活習慣病予防のためにも摂取量には注意が必要でした。しかし、60歳を過ぎたら、気をつけるべきは低栄養。肥満や生活習慣病でない人はとり過ぎに注意はするものの、極端に脂質や塩分を制限するのはよくありません。

脂肪は体の重要なエネルギー源であり、細胞やホルモンの材料として欠かせない栄養素です。必要以上に制限をすると、エネルギー不足から体の機能に不具合が生じます。また、塩分も体にとって重要。年をとると味覚が低下するので減塩し過ぎると料理が味気なくなり、食欲低下から低栄養につながります。

※医療機関にかかっている人は医師の指示に従ってください。

GOOD
習慣

脂肪も塩分も必要量をさまざまな食品から上手にとる

脂肪は重要なエネルギー源。極端な制限をせず、必要な量をとることが大切です。ただし、とり過ぎは禁物。あぶらは、サラダ油やバターなどのほかに、肉や魚に含まれるもの、揚げ物料理やお菓子などに含まれるものがあり、知らずにとり過ぎていたりします。高血圧、糖尿病、脂質異常、肥満の人は注意が必要です。

この中でも、**バター、牛肉や豚肉のあぶらに含まれる飽和脂肪酸はとり過ぎると糖尿病や脂質異常症などの原因になるので、できるだけ摂取量を控える**ことが大切です。一方で、血中のＬＤＬコレステロールを減らす作用があるオメガ９系脂肪酸を含む**オリーブ油**や、中性脂肪を減らして善玉のＨＤＬコレステロールを増やす作用があるＤＨＡ、ＥＰＡが比較的多く含まれている**さんま、いわし、さばなどの魚は積極的にとる**ようにしましょう。

脂肪と塩分の賢いとり方

脂肪

肉の脂身はできるだけ取り除く

牛肉や豚肉の脂身、鶏肉の皮の部分を取り除く。牛肉や豚肉は脂肪が少ない「ヒレ」または「もも」、鶏肉は「むね」や「ささみ」がおすすめ。

ケーキやデニッシュ系のパンは控える

バターがたくさん使われているので、食べる回数や量を減らす。アイスクリームも脂肪分が多いので、とり過ぎない。

調理法で脂肪をカット

油を多く使う料理は避け、「焼く・蒸す・ゆでる」調理で余分な脂肪を落とす。

例

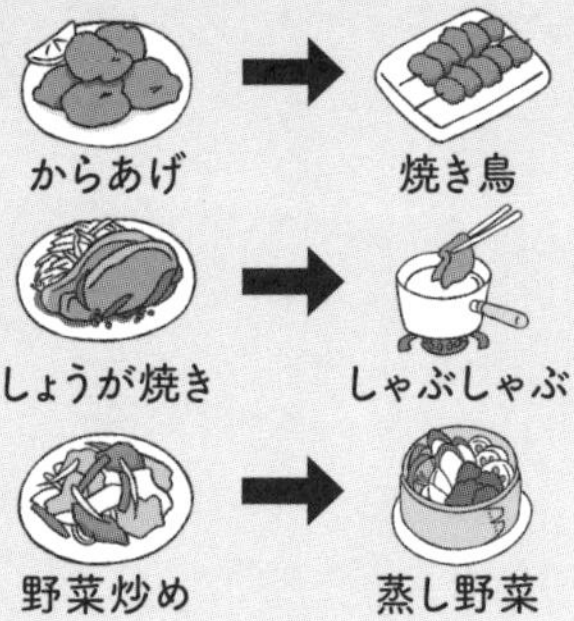
からあげ
焼き鳥
しょうが焼き
しゃぶしゃぶ
野菜炒め
蒸し野菜

塩分

調味料は、「かける」から「少しつける」へ

食べる前にしょうゆやソースをかける習慣をやめる。調味料を使うときは「少しだけつける」にとどめる。

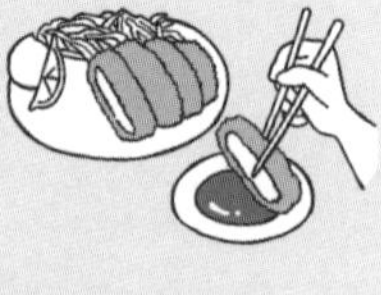

みそ汁は具だくさんに

みそ汁は汁は少なめ、具だくさんに作ると、みその塩分摂取量を減らすことができる。

料理は出汁、柑橘類、香辛料などを上手に使う

かつおぶしや昆布でしっかり出汁をとったり、レモンや唐辛子、カレー粉などを使うと、減塩しても味がしっかりする。

塩分が多く含まれる食品は控える

ハム、ソーセージなどの加工肉や、かまぼこなどの魚の加工品、干物、漬物、チーズなどは控え、食べるときは少量に抑える。

GOOD or BAD?

おやつは太るから食べない

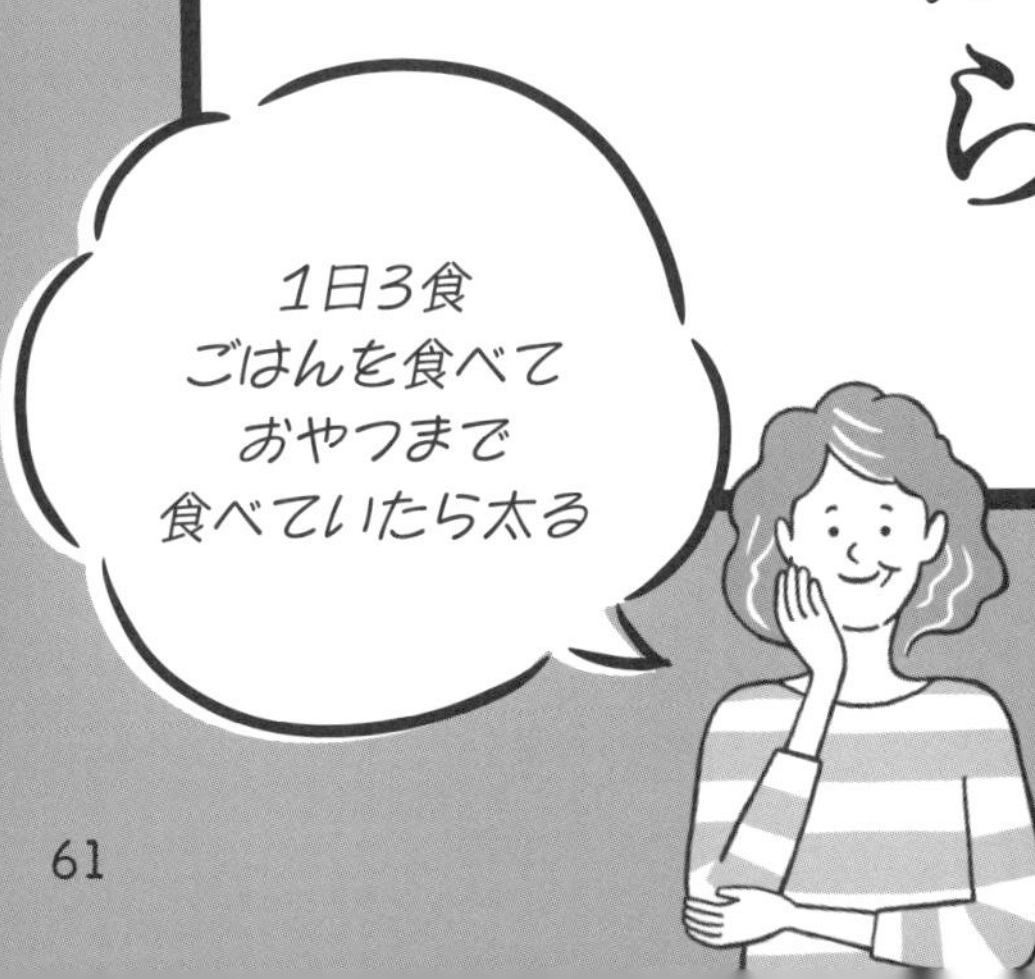
1日3食
ごはんを食べて
おやつまで
食べていたら太る

△

Case by Case

食べ過ぎはよくないが
おやつで栄養を補うことも大切

おやつ＝太ると思っている人は、食べ過ぎによる肥満や、糖尿病や脂質異常症などの生活習慣病につながると心配しているのかもしれません。確かに、甘いお菓子やスナック菓子などのおやつの食べ過ぎは、肥満や生活習慣病の原因の1つになることから注意が必要です。でも、60歳を過ぎたら、かむ・飲み込む機能や活動量の低下で食べられなくなることに目を向け始めることが大切です。ダイエットをしていないのにやせてきたり、食べる量が減ってきた人にとって、おやつは重要な役割を担っています。これからは、栄養不良やエネルギー不足でやせてしまうことのほうが問題と認識しましょう。

GOOD
習慣

1日3回の食事でとりづらい食品をおやつで上手に栄養補給をする

1日3回の食事では、**1日に必要な栄養がとれない場合もあります。そこで重要な役割を担うのが「おやつ」です。**

栄養バランスのよい食事の指標となる10の食品群（48ページ参照）で、ふだんの食事ではとりづらい食品群が何かを把握し、その食品群をおやつでとるようにしましょう。乳製品、いも類、果物などは、おやつで簡単にとれます。食事では食べにくいと敬遠していた肉も肉まんだとおやつで食べられたり、野菜もスムージーにするととりやすくなったりします。生活習慣病のある人で、制限が必要な人以外は、ケーキやアイスクリーム、まんじゅう、スナック菓子なども、食べ過ぎなければ、特に制限する必要はありません。高齢期は、エネルギー不足でやせてしまうほうが身体機能低下から要介護状態につながって問題です。高エネルギーの甘いお菓子も、あまり神経質にならずに食べましょう。

おやつで簡単！栄養チャージ

おやつは、料理せずとも気軽にとれるものがおすすめです。

おやつとしてとりやすい食品

乳製品

カルシウムが豊富に含まれており、骨粗鬆症予防にもよい。

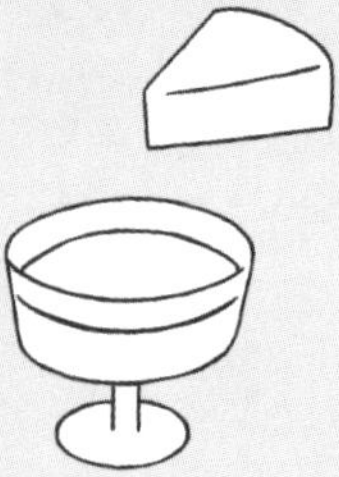

●ヨーグルト、チーズ、牛乳、バニラアイスクリームなど

いも類

ビタミンCやカリウム、食物繊維が豊富。便秘予防にもおすすめ。

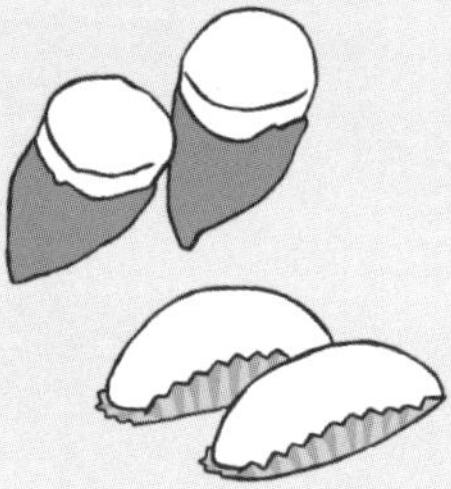

●焼きいも、スイートポテト、いもけんぴなど

果物

ビタミン、ミネラルが豊富。特にバナナは即エネルギーになる糖質も多く含まれている。

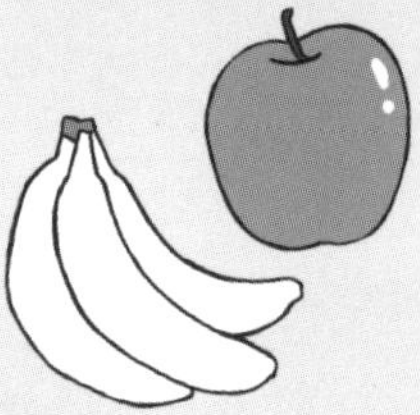

●バナナ、りんご、みかんなど

食事以外におやつでもとれる例

魚

かまぼこ、魚肉ソーセージなど

肉

肉まんなど

卵

プリン、ゆで卵、卵豆腐など

大豆製品

きなこもちなど

海藻

寒天ゼリー、くきわかめなど

野菜

かぼちゃプリン、野菜チップス、漬物など

GOOD or BAD?

市販の野菜ジュース1本で野菜不足を解消

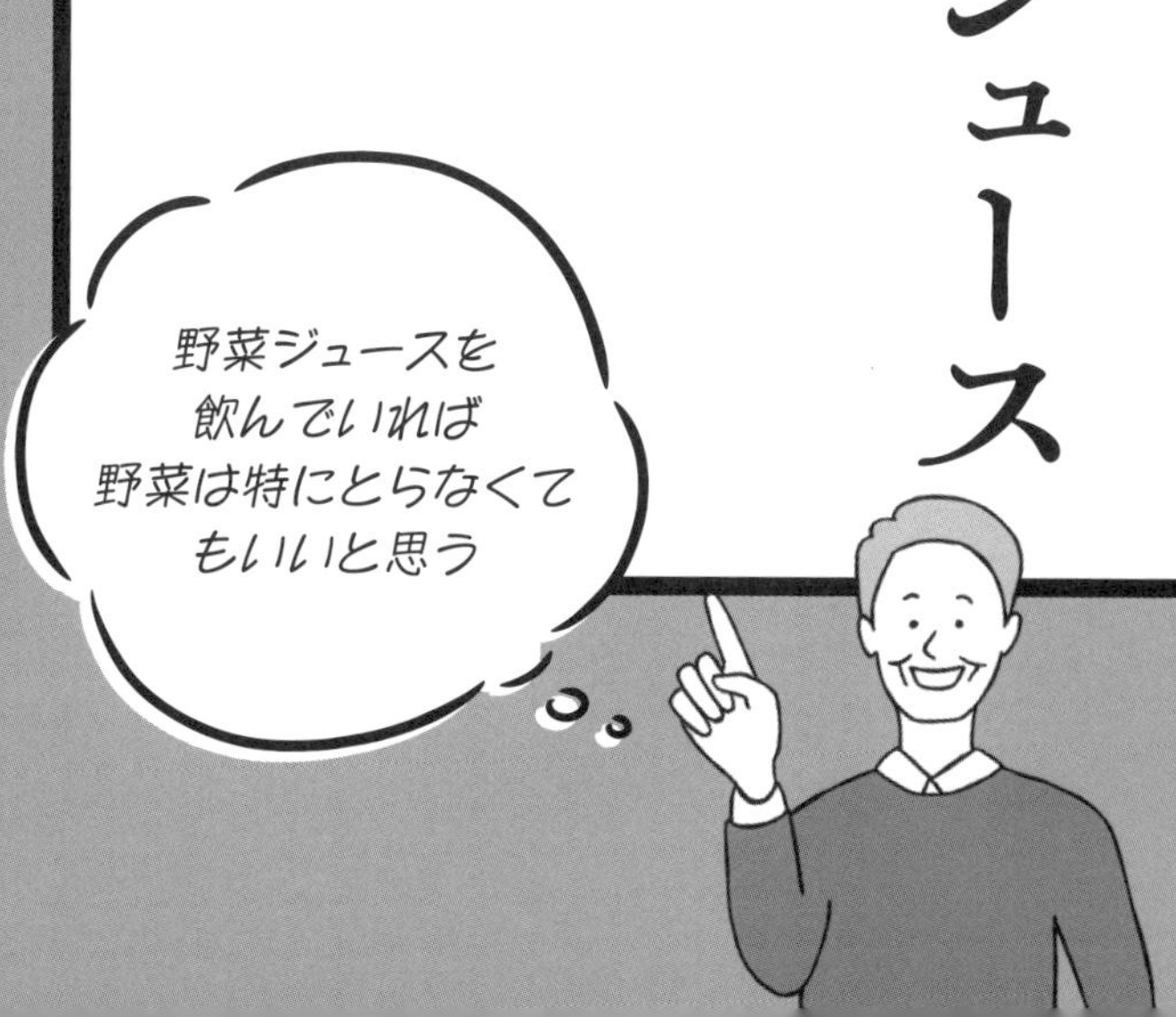

野菜ジュースを
飲んでいれば
野菜は特にとらなくて
もいいと思う

△

Case by Case

食事からの野菜摂取と同じ栄養素はとれない

野菜不足を補うために、野菜ジュースを飲むのはよいことです。でも、野菜ジュースを１本飲めば、食事で野菜はとらなくてよいというのは間違いです。

市販の野菜ジュースの場合、加熱加工の過程で熱に弱いビタミンなど、栄養素の一部が失われてしまうことがあります。そのため、野菜ジュースに使われている同量の野菜を食事でとったときと同じ栄養素がとれるわけではないのです。

また、商品によっては果汁など糖分が含まれていたりします。「1日の野菜が１本でとれる」といった野菜ジュースを過信せず、食事でも野菜そのものをとることが大切です。

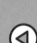

GOOD
習慣

毎食、野菜のおかずを食卓に出して食べる習慣をつける

野菜には、体が正常に働くのをサポートするビタミンやミネラルが豊富に含まれています。**健康維持のためには、1日350g以上**（にんじん、ほうれん草、かぼちゃなどの緑黄色野菜120g以上、ねぎや大根、白菜などの淡色野菜230g以上）の野菜をとることが推奨されています。*

350g以上の野菜を一度にたくさん食べるのは難しいですが、1日3回の食事で、野菜の**小鉢（海藻やきのこ類を含んだものでも）をそれぞれ1～2品を**食べれば、楽にクリアできます。たとえば、きんぴら、煮もの、おひたし、ナムル、バター焼き、サラダ、和え物など、野菜のおかずはいろいろあります。毎食、違った野菜の小鉢を揃えるのは大変なので、作りおきのおかずや市販の惣菜を利用してもよいでしょう。

重要なのは、健康のために野菜を意識してとることです。

*「健康日本21（第三次）」（厚生労働省）

野菜を上手にとるコツ

加熱して〝かさ〟を減らす

ボウルいっぱいの生野菜でも、ゆでたり炒めたり加熱すると、特に葉もの野菜はかさが減るので、同量の野菜でも難なく食べられる。

すぐに食べられる野菜をストック

ミニトマト、ベビーリーフ、ラディッシュなど、洗ってすぐに食べられるものを常備する。冷凍野菜も時短調理に役立つ。

作りおきや市販の惣菜も上手に利用

野菜の作りおきのおかずがあると、食卓に野菜が足りないとき、すぐ出せて便利。料理が面倒、違う味を楽しみたいときは市販の惣菜を。

野菜の具たっぷりのみそ汁やスープに

野菜がたくさん入ったみそ汁やスープなどは、塩分を控えることもできるので一石二鳥。余った野菜を使って作れば経済的。

主菜には野菜を添える習慣を

キャベツやにんじんのせん切りの上に肉や魚の主菜を盛りつける、主菜のお皿には必ず野菜を添えると、自然と野菜がとれる。

緑黄色野菜と淡色野菜をバランスよくとる

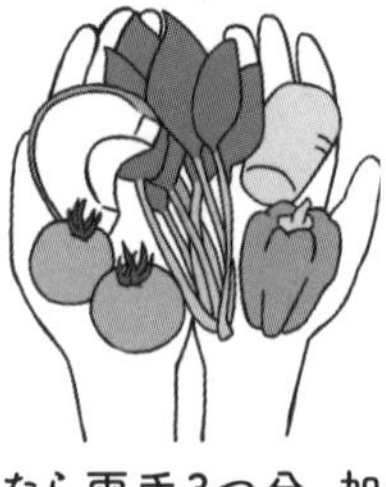

1日に、生なら両手3つ分、加熱したものなら片手3つ分の野菜を目安に食べる

GOOD or BAD?

食生活
運動
社会参加
口腔
その他の生活習慣

栄養バランスは サプリメントでとる

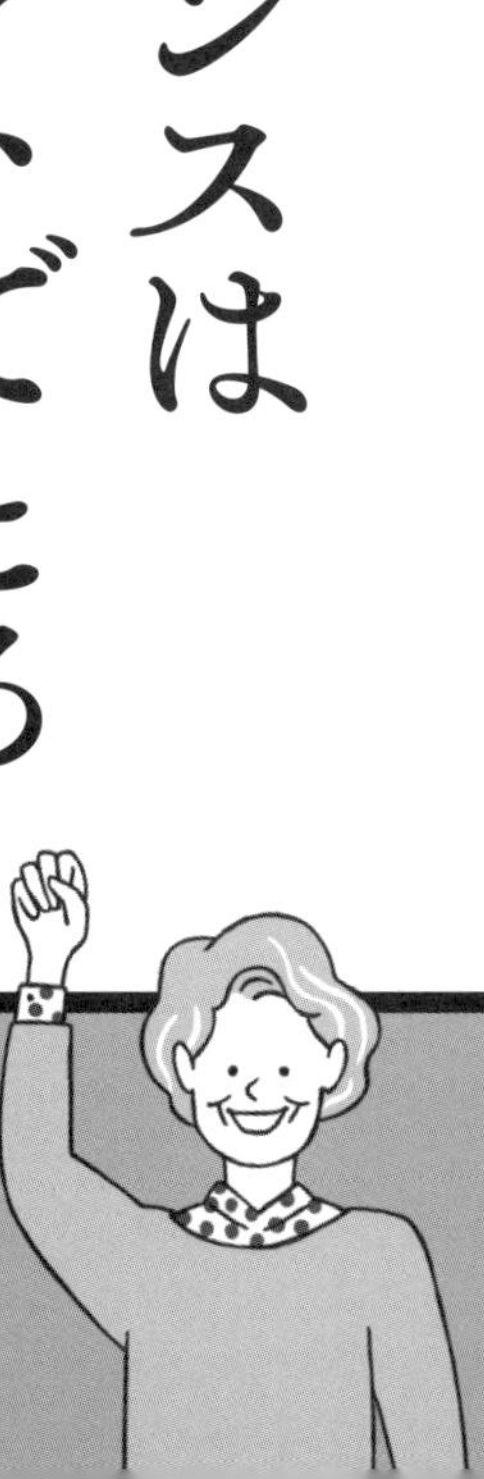
サプリを
多めにとったりして
調整すれば
大丈夫!

△

Case by Case

サプリメントに頼り過ぎない

足りない栄養素をサプリメントで補おうとするのは悪いことではありません。しかし、サプリメントに頼り過ぎて食事をおろそかにしたり、健康効果を期待して多くとり過ぎたりするのは問題です。

サプリメントは、特定の栄養成分が凝縮されたものなので、過剰摂取すると健康を損なうことがあります。ビタミンA、D、E、Kなどは、とり過ぎると頭痛や吐き気が起きたり、体内に蓄積されることで肝障害が生じたりします。また、EPAやDHAのサプリメントのとり過ぎは、血液がサラサラになり過ぎて脳出血のリスクが高くなるといわれています。

GOOD
習慣

1日3食の食事から必要な栄養素をまんべんなくとる

体に必要な栄養素は、基本的に1日3回の食事で、さまざまな食品からとるようにしましょう。欠食すると、1日に必要な栄養はとりにくくなります。食事で不足しがちな栄養素は、おやつで補うとよいでしょう。果物は、ビタミンが多く含まれているのでおすすめです。

具体的には、**1日10の食品群（48ページ参照）をとることを目標にすると、栄養バランスがとれた食事がしやすくなります。**

なお、不足しがちな栄養素をサプリメントで補う場合は、摂取方法に気をつけましょう。**サプリメントは欲しい栄養素が手軽にとれる半面、過剰摂取による弊害が大きい**からです。

記載の摂取目安量を守るのはもちろん、医療機関で薬を処方してもらっている場合は、サプリメントの使用について、必ず医師や薬剤師に相談してください。

サプリメントの過剰摂取による過剰症に注意

過剰症を起こしやすいのは、脂溶性ビタミンとミネラルです。ビタミンC、B_1、B_2や葉酸などの水溶性ビタミンは、通常とりすぎても尿と一緒に排泄されるので、過剰症が比較的起こりにくいとされています。

ビタミンの過剰症による症状

ビタミンA

頭痛、吐き気、嘔吐など

ビタミンD

高カルシウム血症、食欲不振、体重減少、嘔吐など

ビタミンK

嘔吐、腎障害、貧血など

ナイアシン

消化器系の症状、肝機能低下、皮膚の発赤（赤くなる）など

ビタミンB_6＊

感覚神経障害

＊ナイアシン、ビタミンB_6は水溶性ビタミンだが、サプリメントの過剰摂取で障害を起こすこともある。

ミネラルの過剰症による症状

ナトリウム

高血圧

リン

低カルシウム血症

カリウム

高カリウム血症（不整脈など）

カルシウム

筋肉・血管などの石灰化、泌尿器系の結石

マグネシウム

下痢

鉄

血色素沈着症（ヘモクロマトーシス）

ヨウ素

甲状腺機能の低下

セレン

脱毛、爪の変形

亜鉛

銅・鉄の吸収を阻害

GOOD or BAD?

年をとったら肉より魚

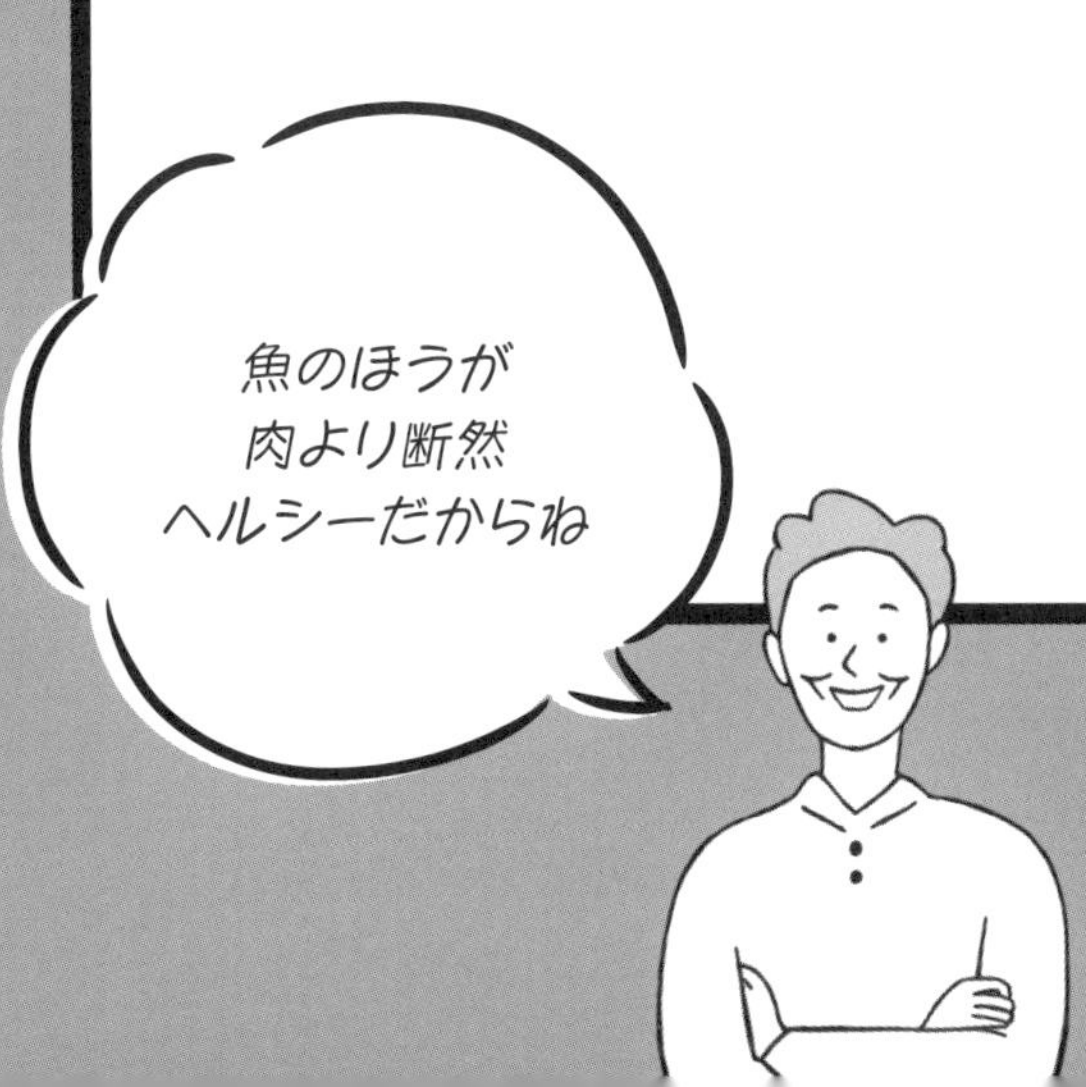

×

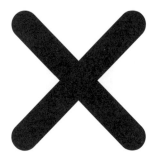

BAD

魚だけに偏ると体に必要な肉の栄養がとれない

肉は魚に比べて高脂肪なので、健康によくないイメージを持つ人は少なくありませんが、肉には魚同様、良質なたんぱく質が多く含まれています。しかも、肉には貧血を防ぐヘム鉄という鉄分、精神を安定させるセロトニンの材料となるトリプトファンという必須アミノ酸が多く含まれています。魚だけに偏る食事だと、これらが不足することがあります。また、肉に含まれるたんぱく質のほうが、体内で効率よく分解・吸収・再合成されます。60歳以降は、エネルギー不足で体の機能がうまく働かないほうが問題です。肉を避ける食生活は、かえって健康を損なうことになります。

GOOD
習慣

1日の食事で肉と魚のおかずを1回ずつ登場させる

筋肉や臓器、血液など体の主原料となるたんぱく質が豊富に含まれている肉と魚は、バランスよくとることが大切です。

なぜなら、それぞれに体によい栄養成分や特徴があるからです。肉は、糖質をエネルギーにする手助けをするビタミンB_1や、鉄分が比較的多く含まれているのが特徴。また、青魚に多く含まれるDHAとEPAには、心筋梗塞や脳卒中につながる動脈硬化を防ぐ効果があります。

具体的には、**1日の食事の中で肉と魚を1対1の割合でとるようにします。1日3回の食事のうち、魚料理と肉料理を1回は登場させる**ようにすれば、簡単にクリアできます。スーパーやコンビニなどで市販されている焼き魚や刺身、レトルトのハンバーグ、調理された惣菜などを利用すれば、それぞれ1回は食卓に出すことができるでしょう。

肉と魚の上手なとり方

食事づくりの負担をなくす

肉や魚を使った調理が面倒で食べないのは問題。調理の手間を省きながら、しっかり食べることが大切。

- ○市販の惣菜やレトルト食品を活用
- ○ときには外食をする

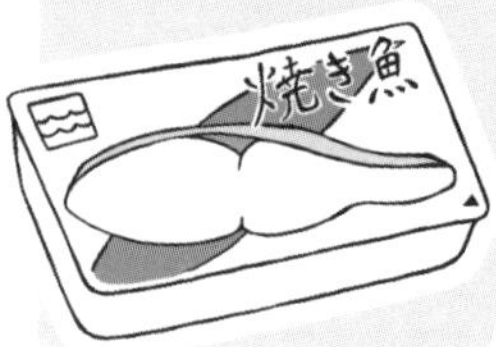

食べにくさをなくす

「食べる力」が低下して、かみ切れない、飲み込めない場合は、部位選びや調理の工夫で解消する。

- ○ひき肉や薄切り肉を使ったかみ切りやすい料理に。
- ○ステーキ肉は、筋や繊維を断つように包丁の刃先で切り込みを入れ、包丁の背でたたくとやわらかくなり、食べやすくなる。
- ○煮込み料理にしたり、片栗粉を入れてとろみをつけると飲み込みやすい。

糖尿病や脂質異常などがある人や肥満などで脂肪のとり過ぎが心配な人

- ○肉は、脂身の少ない部位を選ぶ。牛肉や豚肉なら「ヒレ肉」や「もも肉」、鶏肉なら「むね肉」や「ささみ」がおすすめ。
- ○脂身の多い「ばら肉」「ロース肉」などは、“焼く・蒸す・ゆでる”といった調理法にする。

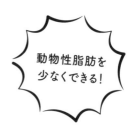

動物性脂肪を少なくできる!

GOOD or BAD?

食生活
運動
社会参加
口腔
その他の生活習慣

酒は百薬の長だから毎日、缶ビール（350㎖）2本

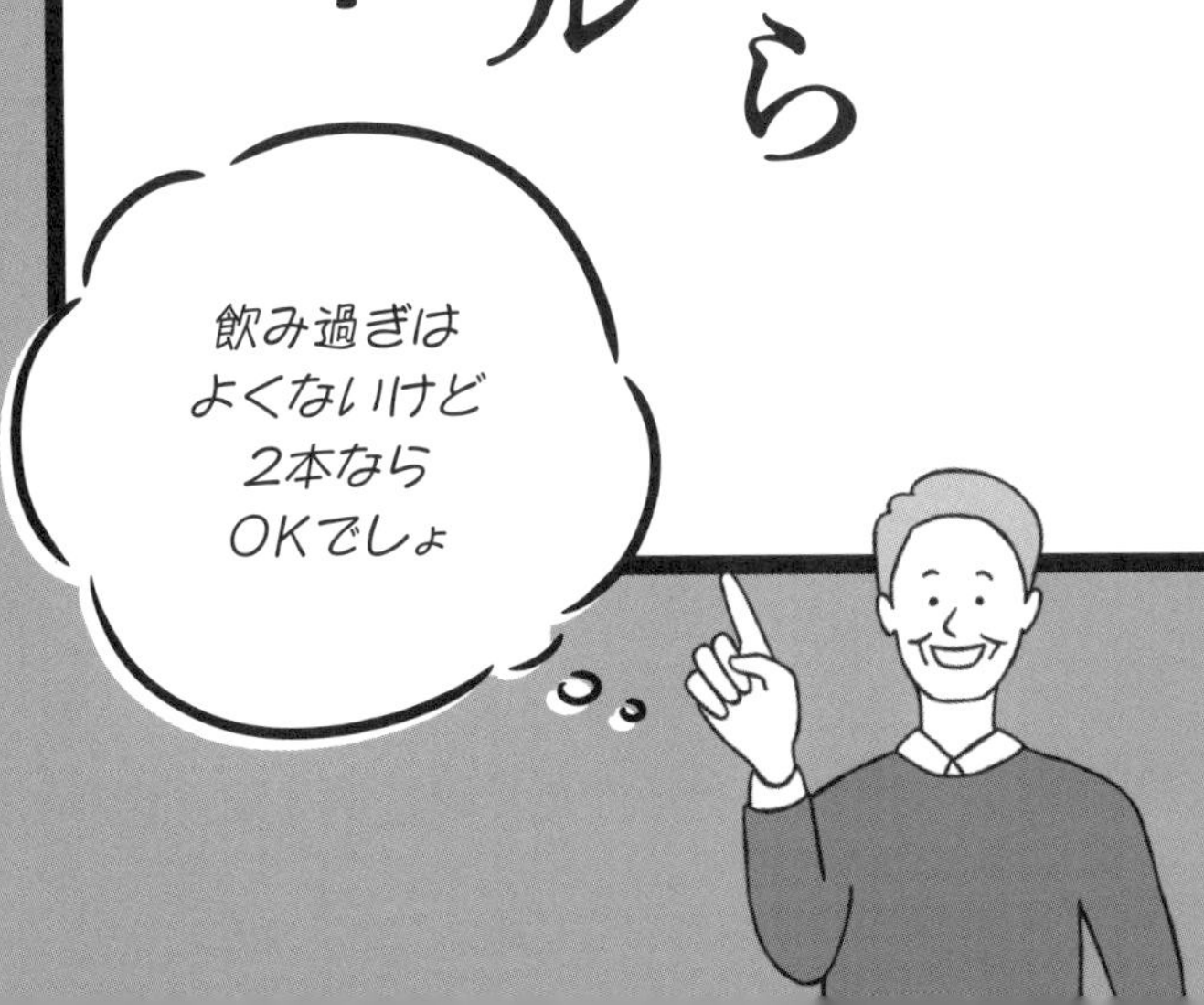
飲み過ぎは
よくないけど
2本なら
OKでしょ

BAD

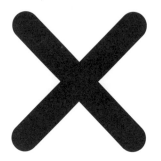

「毎日、缶ビール2本」は
1日の適量越え

適量とされる1日のお酒の量*は、ビールなら500mℓ（ロング缶1本）。つまり、350mℓの缶ビール2本は適量オーバー。お酒好きにとっては物足りない量かもしれません。

しかし、過度な飲酒習慣は、血圧の上昇や、血中コレステロール・中性脂肪の増加を招き、心筋梗塞や脳卒中の要因になります。また、年をとるとアルコールを分解する機能が低下するため、肝臓に負担がかかり肝疾患になりやすくなるほか、がんの発症や認知症になるリスクも高くなるといわれています。

＊「健康日本21」（厚生労働省）

GOOD 習慣

飲むなら一般の適正飲酒量よりも量を控え 週に2日はお酒を飲まない日をつくる

適量の飲酒には、血流をよくしたり、心身をリラックスさせたりするほか、人とのコミュニケーションを円滑にするなどさまざまな効用があります。お酒を「百薬の長」にするために最も大切なのは、適量を知ることです。1日に飲む量だけでなく、飲む頻度も考慮して、節度ある飲み方をしましょう。

厚生労働省が「節度ある適度な飲酒」として推奨する適量は、「純アルコール量で約20g程度」です。ビールならロング缶1本（500㎖）、日本酒なら1合（180㎖）に相当します。ただし、**年をとるとアルコールを分解する機能が低下するほか、アルコールによる依存症や臓器障害を起こしやすいので、この適量の2分の1から3分の2が適している**とされています（80ページ参照）。

お酒を楽しみたいなら、健康であること。そのためには飲み過ぎに注意し、さらに**週に2日はお酒を飲まない「休肝日」をつくる**ことが大切です。

シニアの適正飲酒量の目安

▼1日のお酒の適量（一般の適正飲酒量の1/2〜2/3の量）

お酒の種類	度数	シニアの目安	一般の適正飲酒量
ビールなら	5％	350mℓ（缶1本）	500mℓ（ロング缶1本）
日本酒なら	15％	1/2〜2/3合 （90〜120mℓ）	1合（180mℓ）
焼酎なら	35％	30〜40mℓ	60mℓ（1合の1/3）
ウイスキー	43％	シングル（30〜40mℓ）	ダブル（60mℓ）
ワイン	12％	グラス1杯（120mℓ）	グラス2杯（240mℓ）

※アルコール度数によっても異なる

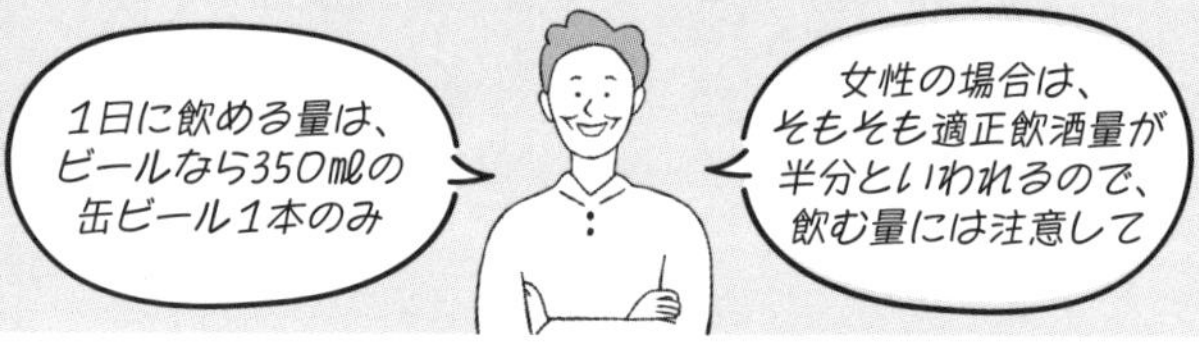
1日に飲める量は、ビールなら350mℓの缶ビール1本のみ
女性の場合は、そもそも適正飲酒量が半分といわれるので、飲む量には注意して

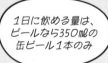

お酒を飲むときは、おつまみも食べる

空腹時に飲酒すると、アルコール吸収速度が速くなり、肝臓などに負担をかけます。おつまみも一緒に食べましょう。

おすすめのおつまみ

おつまみ	
チーズ、ナッツ類、揚げ物	▶ 脂肪分が胃壁を守り、アルコールの吸収を緩やかにするので、飲み始めに少々。
お刺身、焼き鳥、豆腐	▶ 低脂肪・高たんぱくのメニューで栄養をしっかりとる。
野菜サラダ、きのこソテー、海藻の酢の物	▶ 食物繊維たっぷりの副菜を食べる。

水分補給のため 1日にコーヒーを 何杯も飲む

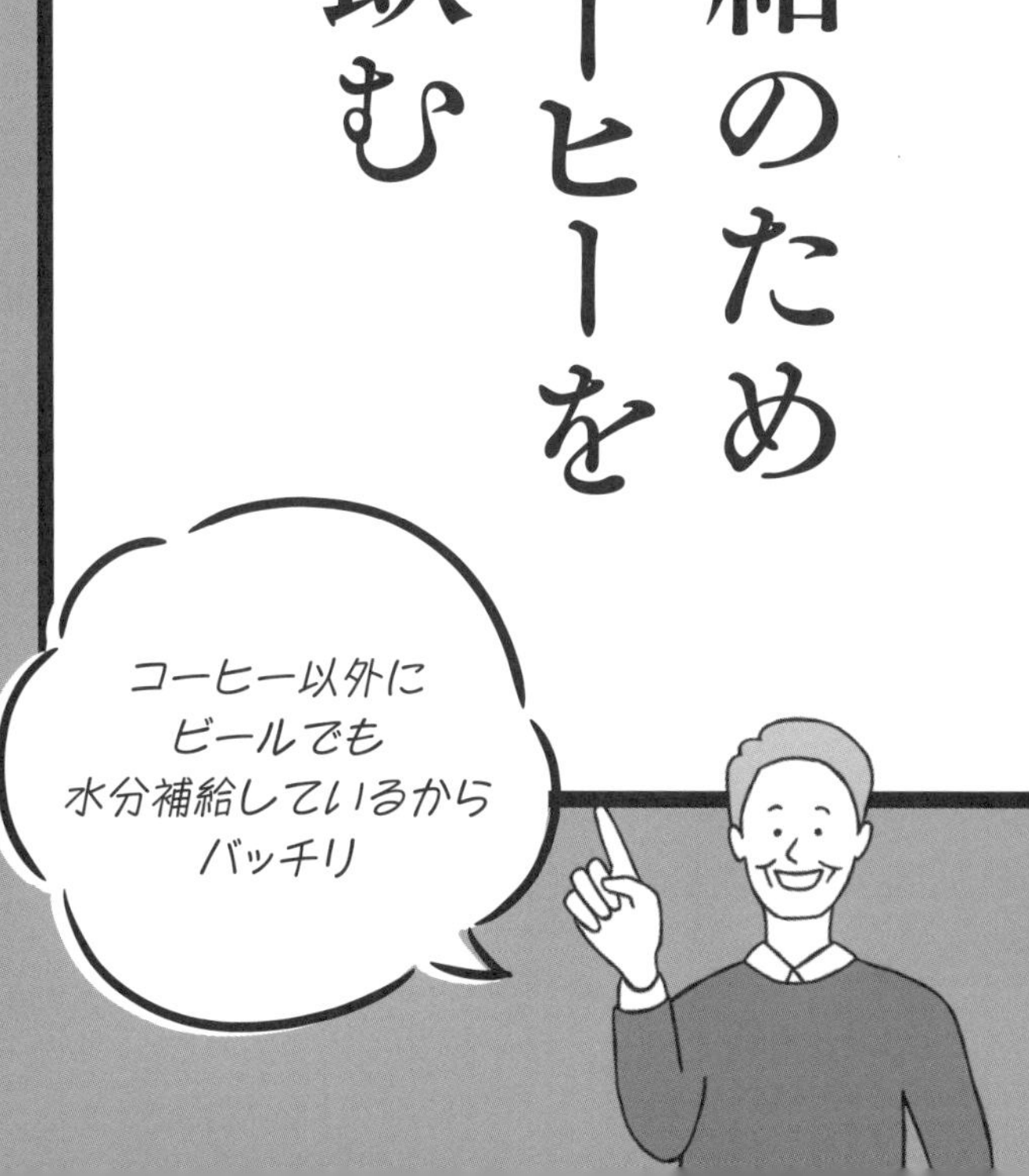
コーヒー以外に
ビールでも
水分補給しているから
バッチリ

BAD

コーヒーは利尿作用があり水分補給にはならない

コーヒーに含まれるカフェインには排尿を促進させる利尿作用があるため、いくら飲んでも水分補給にはなりません。緑茶やウーロン茶も同様です。

また、ビールなどのお酒は、利尿作用が強く、飲んだ量以上に尿として排泄されてしまうので、やはり水分補給になりません。

水をあまり飲まず、コーヒーやビールを水分補給だと思って頻繁に飲んでいると、倦怠感、立ちくらみなどの脱水症状を引き起こすこともあります。重症化すると、血圧低下や意識障害になることもあるので要注意です。

GOOD
習慣

水や麦茶などの水分を1日の中で時間を決めてとる

年をとると、体内に水分を蓄えるための筋肉が減少したり、水分調整する腎臓の機能が低下して尿量が増えたりします。**のどの渇きも感じにくくなる**ため、のどが渇いたと感じたときには、脱水症状が起きていることが少なくありません。重症化すると、命の危険もあるので**こまめに水分補給をすることが大切**です。

食事からも水分は摂取できますが、それ以外に**飲み物から1日約1〜1・5ℓはとる**ようにしましょう。飲み物は、水や白湯のほか、ノンカフェインで糖分を含まない飲み物、たとえば麦茶、ハーブティーなども適しています。ジュースは糖分が多いので適していません。スポーツドリンクは体への吸収が速く、運動時の水分補給に適していますが、糖分が多いので飲み過ぎに注意してください。

起床後、食前・食後、おやつの時間、買い物後など、自分なりに水分補給をする時間やタイミングを決めて、目標の量を摂取するようにしましょう。

上手な水分補給の方法

補給のタイミングの例

起床後すぐ	就寝中の発汗による水分不足を補い、ドロドロ気味の血液を薄める。
トイレのあと	排泄で体内から失われた水分を補給する。
食事中	食事の前後、または食事中に、水を飲む習慣をつける。
運動の前後	運動中は発汗や蒸発により脱水状態になりやすい。開始前後に補給し、天候などの運動環境や運動量によっては、運動中にも補給を。
外出して帰宅後	買い物などで外出して帰宅したら、手洗い後に水を飲む。
入浴の前後	入浴中は大量に汗をかくので、入浴前と後に補給する。半身浴など長湯をする人は、入浴中にも補給を。
飲酒の前後	アルコールの利尿作用と、肝臓でアルコールが分解されるときに体の水分が使われるので、飲酒の前後に補給。
就寝前	就寝中の発汗による水分不足に備えて補給。血液が濃くなるのを防ぐ。

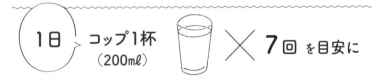

1日

コップ1杯（200mℓ）

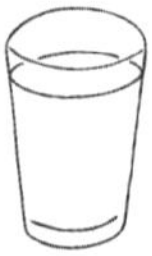

× 7回を目安に

★一度に大量の水を飲むと胃腸の負担になるので、こまめに飲むこと。

GOOD or BAD?

健康のために1日1万歩以上歩く

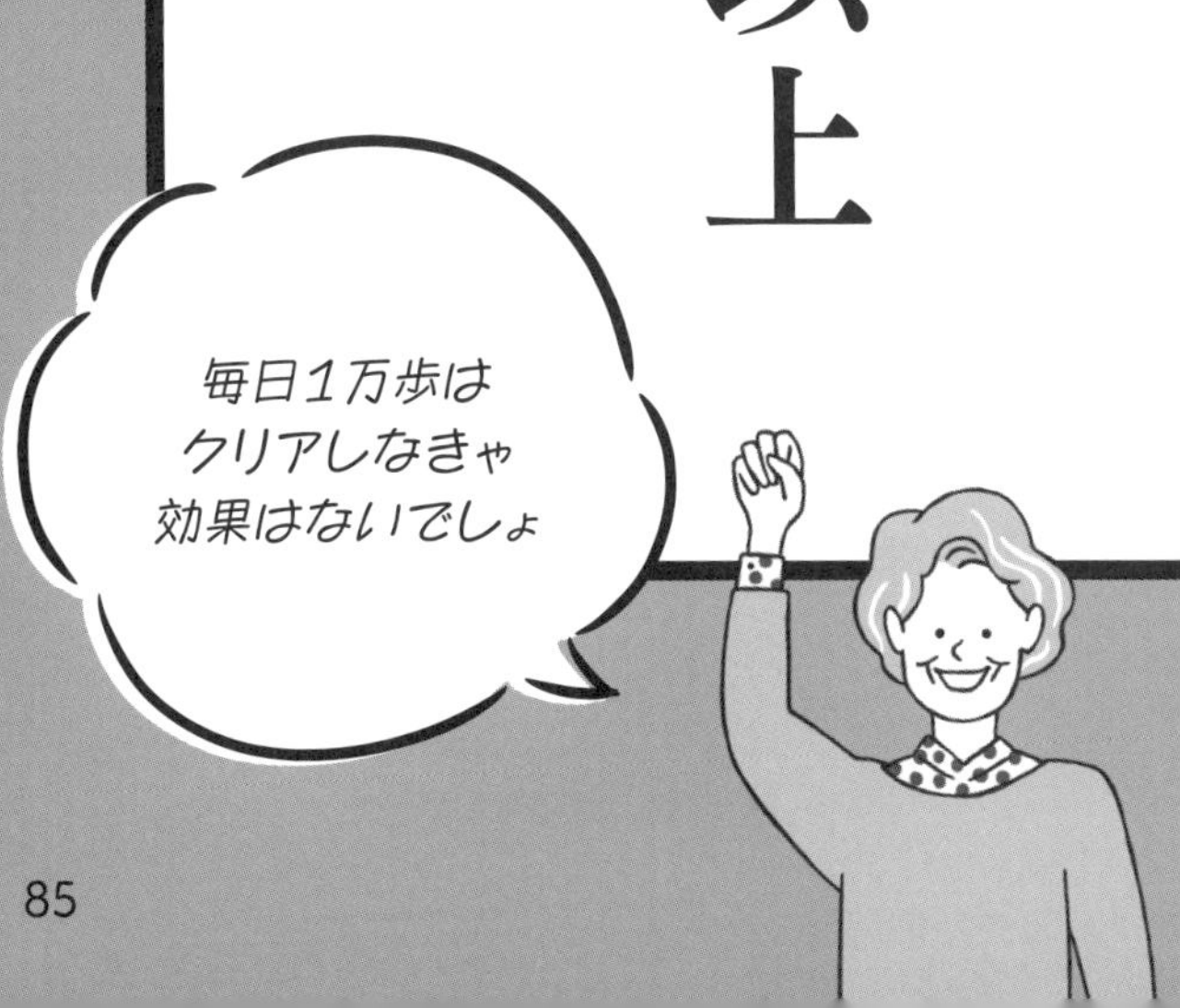
毎日1万歩はクリアしなきゃ効果はないでしょ

BAD

歩き過ぎは逆効果 疲労や故障の原因に

健康維持のための運動として、ウォーキングは最適です。ウォーキングではよくいわれている「1日1万歩」を目標にして歩いている人も多いでしょう。

でも、歩けば歩くほど健康になるというわけではありません。実は、毎日1万歩以上は歩き過ぎで、体にはよくないのです。

無理をして歩き過ぎると、疲労から免疫力が低下して病気になったり、足腰を痛めたり、かえって健康を損なうことになります。特に、60歳を過ぎたら、歩き過ぎは体へのダメージが大きいので、歩数にこだわって歩くのは危険です。

GOOD
習慣

ウォーキングは、年齢に応じて無理なく1日5000歩から8000歩を目標に

歩くことは全身運動なので、健康づくりには最適です。継続的に行うと、心肺機能が高まり、血圧やコレステロール、中性脂肪の値が改善されるほか、筋肉や骨が刺激されることで骨粗鬆症を防ぐなど、さまざまな健康効果が期待できます。

では、どのくらい歩けばいいのでしょう。近年の研究では、**「1日8000歩」**で、**そのうち「早歩き20分」**がよいといわれています＊。

また、東京都健康長寿医療センターでは、外出時・在宅時の合計歩数として、**65～74歳は1日7000歩のうち早歩き20分、75歳以上は1日5000歩を奨励**しています。「ややきつい」中強度の身体活動を取り入れると効果的なことから、65～74歳には「早歩き20分」の条件付きです。ちなみに、早歩きは「なんとか会話できる程度の速さ」です。

最初から頑張り過ぎずに、徐々に歩数を伸ばしていきましょう。

＊群馬県中之条町の65歳以上の約5000人を対象に行われた調査による（中之条研究）

正しいフォームで歩こう

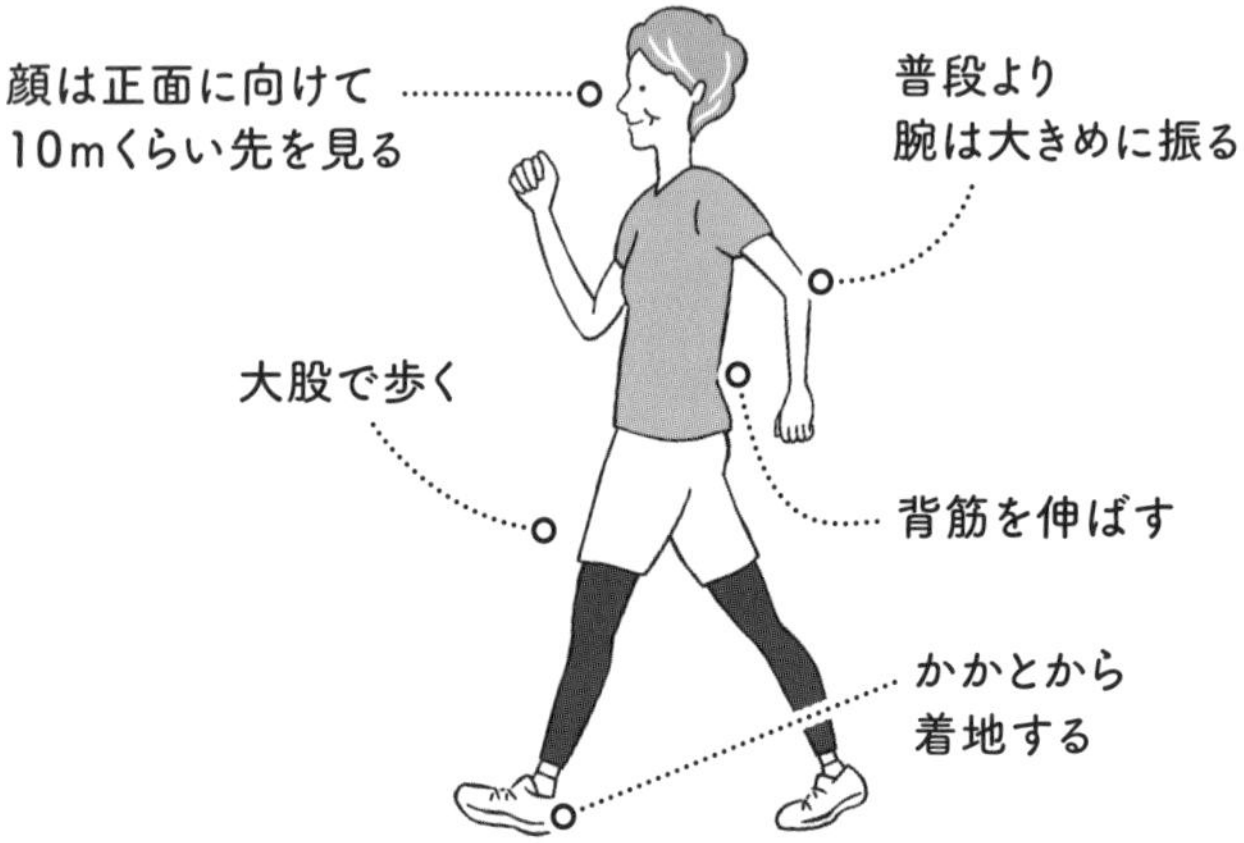

顔は正面に向けて
10mくらい先を見る
普段より
腕は大きめに振る
大股で歩く
背筋を伸ばす
かかとから
着地する

ウォーキングの健康効果	
① 心肺機能を高める ② 筋肉や骨を刺激することで骨を強化（骨粗しょう症の予防） ③ 高血圧症、糖尿病、脂質異常症予防・改善	④ 肝機能の改善 ⑤ 足腰の筋力強化 ⑥ 肥満予防 ⑦ リラックス効果など

家の中でもこまめに動くのがポイント

家の中では、できるだけ座っている時間を短くしましょう。
床の拭き掃除、重い物を運ぶ、庭いじりなども
「ややきつめ」の中強度の身体活動です。

目標

65～74歳	
1日 7000歩（このうち早歩き20分）	
外出で	家の中で
4000歩	3000歩

75歳以上	
1日 5000歩	
外出で	家の中で
3000歩	2000歩

東京都健康長寿医療センター健康長寿新ガイドライン策定委員会資料より

GOOD or BAD?

毎日欠かさず筋トレをする

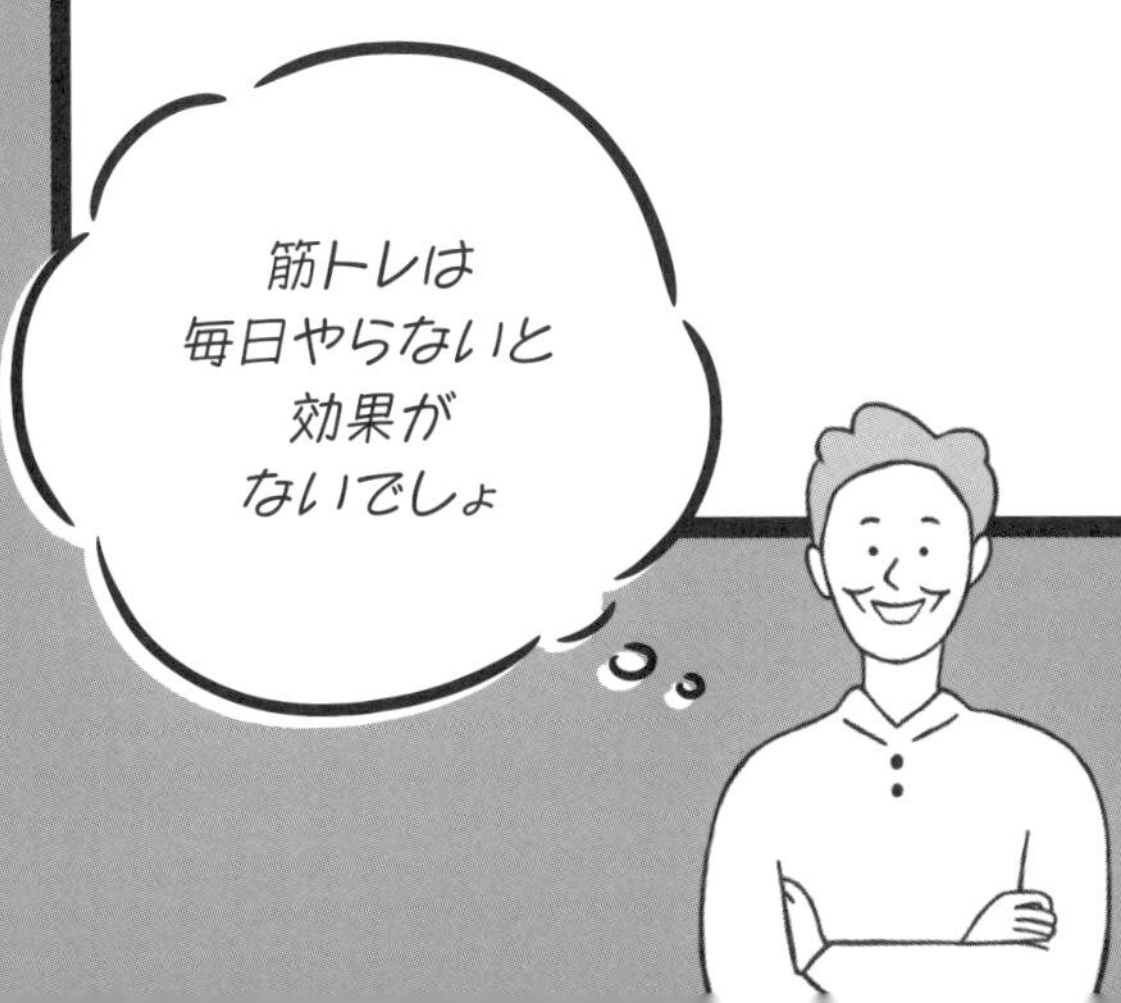

△

Case by Case

筋トレの強度によるが
週2～3回でもよい

筋トレといっても、種類や強度はいろいろ。自分の体重を負荷にして行う簡単な筋トレなら、毎日10分ほど行う習慣をつけると、運動強度は高くなくても筋力アップにつながります。

ただし、バーベルやダンベルなどの器具を使う強度が高い筋トレの場合は、週に2～3回でも十分効果はあるといわれています。器具を使う筋トレは、トレーナーなど専門家のもとで、無理をせず安全に行うのが一番です。毎日、激しい筋トレを行わないと効果がないと思い込んで頑張り過ぎると、かえって筋肉を痛めたり、体を壊したりします。

GOOD
習慣

無理せず自分の体力に合った筋トレを継続して行う

加齢や栄養・運動不足で**筋肉量が減少し**、**筋力が低下した状態をサルコペニア**といいます。筋力が低下すると、ペットボトルのふたが開けられない、横断歩道を青信号のうちに渡り切れない、少しの段差で転倒してしまうなど、日常生活にいろいろ支障が生じやすくなり、**要介護状態になるリスクが高くなります。年とともに筋力は低下していきますが、何歳からでも筋肉を使えば筋肉量を維持できる**ので、筋トレを積極的に行うことはよいことです。でも、無理は禁物。これまで運動と無縁だった人が、いきなり重いバーベルを上げる筋トレを行うと、かえって筋肉を痛めることがあります。

まずは、簡単にできる筋トレから始めるのがよいでしょう（92ページ参照）。なお、坂道や階段の上り下りも自分の体重を負荷にした筋トレになります。両手に荷物を持てば、さらに負荷がかかります。生活の中で上手に筋トレしましょう。

簡単筋トレ

家事や仕事の合間、テレビを見ながらでもできます。

ポイント
- ○体の動きは筋肉を意識しながら行う。
- ○自分のペースで無理なく行う。

もも上げ

腹筋、太ももの筋肉を鍛える。

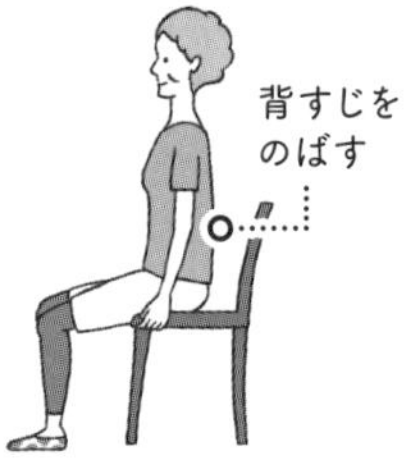
背すじを
のばす

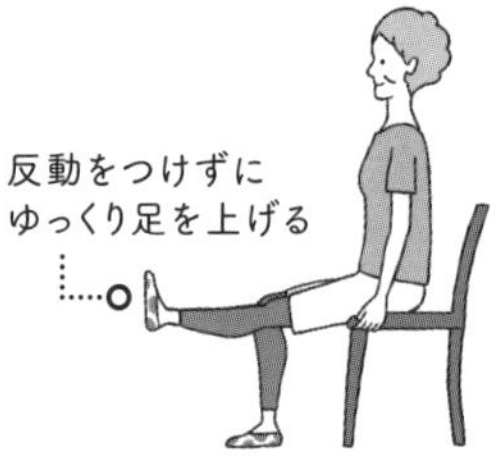
反動をつけずに
ゆっくり足を上げる

1 いすに座り、両手で
いすのわきを握る。

2 ゆっくりと右足を
伸ばしたら、元に戻す

★10～15回くり返したら、左足も同様に行う。

かかと上げ

ふくらはぎの筋肉を鍛える。

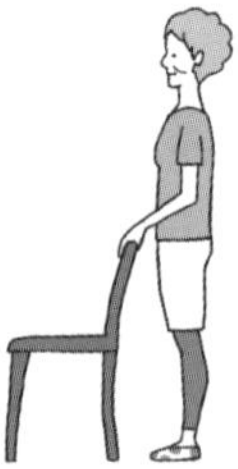

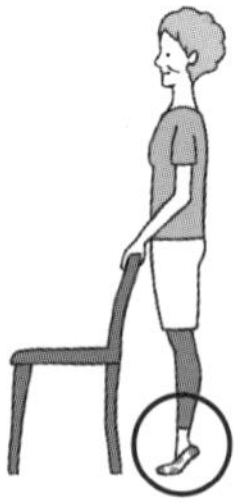

1 いすの背につかまり、
立つ。

2 「1・2・3・4」と数えな
がらかかとを上げていき、
「1・2・3・4」と数えな
がらかかとを下げていく。

★1と2を10～15回くり返す。

GOOD or BAD?

腰が痛いときはストレッチをする

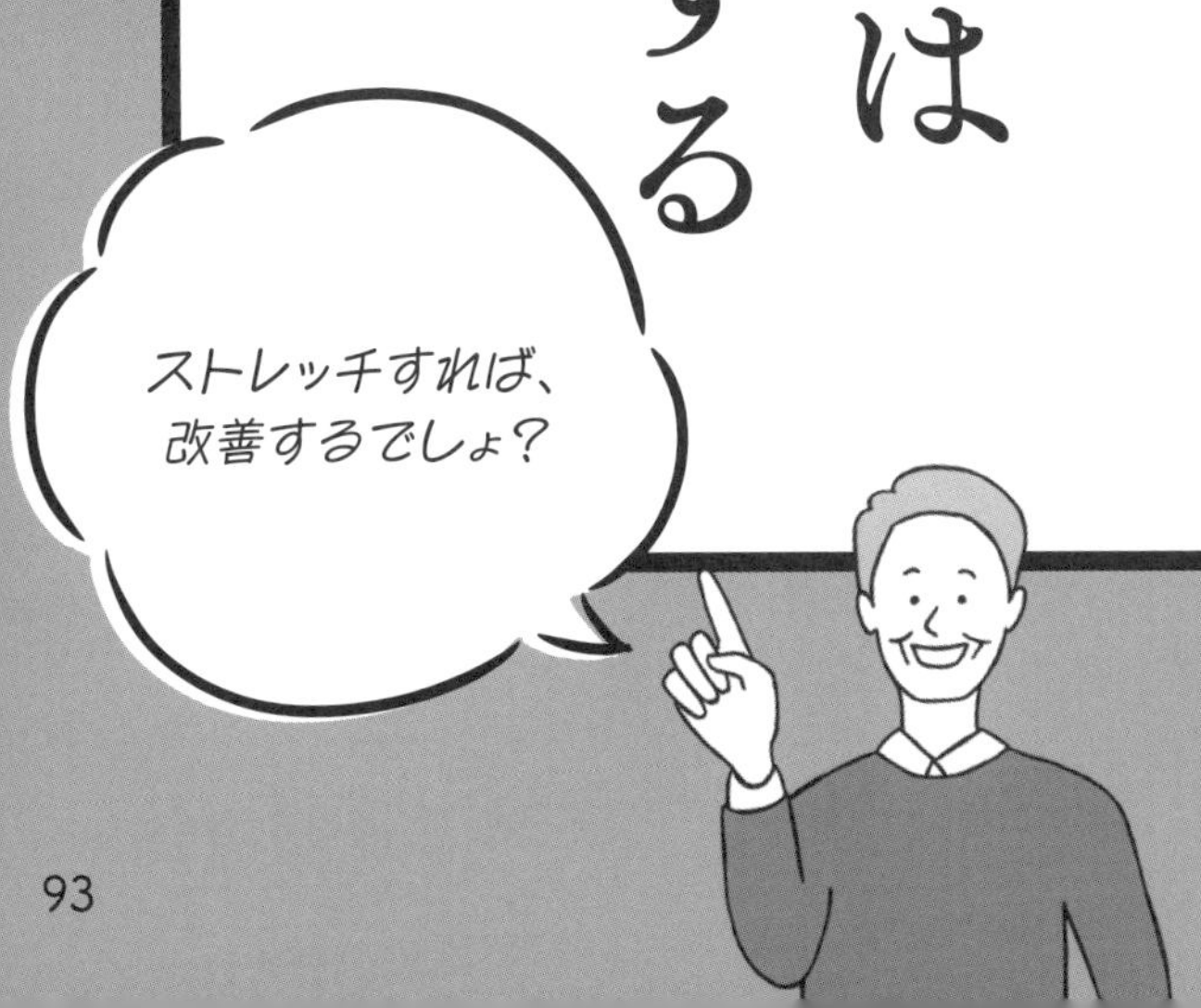

△

Case by Case

腰痛のタイプによって適したストレッチは異なる

腰痛にストレッチは有効ですが、どの腰痛にも同じストレッチで効果が得られるわけではなく、腰痛のタイプによっては、行わないほうがよいストレッチもあります。

なぜなら、腰痛とひとくちにいっても、前屈すると症状が強くなるタイプと、腰を反らすと症状が強くなるタイプがあるので、ストレッチをする場合、症状が強くなる動作は行ってはいけないからです。

腰痛対策としては、痛みの出る動作とは反対、つまり逆方向にストレッチをすることで、症状の軽減が期待できます。

GOOD
習慣

どんな姿勢のときに痛みが強まるのか、事前に確認してからストレッチを行う

どんなストレッチが自分の腰痛に合っているかは、「前かがみ」と「後ろ反り」のどちらの姿勢のときに腰の症状が強くなるか（反対にやわらぐか）で見当がつきます。**一般に、前かがみで症状が強くなるなら「腰を反らすストレッチ」を、後ろ反りで強くなるなら「前かがみになるストレッチ」が適している**とされています。

この方法で事前に「やってはいけないストレッチ」がわかります。症状が同じでも、真逆のストレッチが適している腰痛もあるので、やみくもにストレッチをして逆に症状が強くなるのを防ぐうえでも、チェックは大切です。

ただし、**姿勢や動作に関係なく、じっとしていても痛む、症状が悪化してきたという場合は、なるべく早く整形外科を受診しましょう。**加齢による圧迫骨折や内臓の病気が原因になっていることがあるからです。

腰痛タイプ別ストレッチ

「前かがみになると痛む」場合

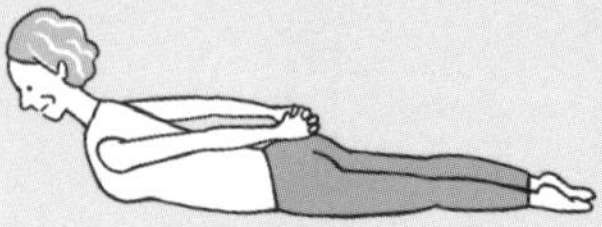

上体反らし

うつ伏せになり、両手を後ろで組む。息を止めずに、ゆっくりと上半身を反らす。

●10回×1日2～3セット

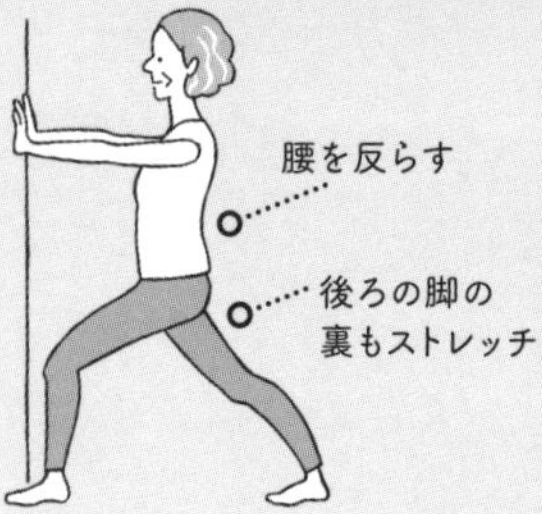
腰を反らす
後ろの脚の
裏もストレッチ

壁押し

壁に両手をつき、脚を前後に開いて立ち、壁を手でグーッと押しながら、腰を反らし、後ろに引いた足のふくらはぎの裏側を伸ばす。

●左右各5秒×5セット

「後ろ反りになると痛む」場合

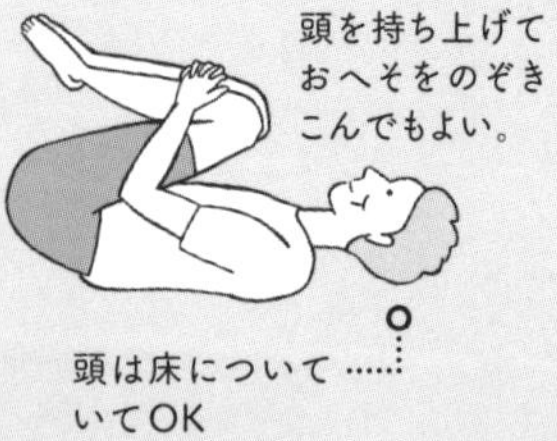
頭を持ち上げて
おへそをのぞき
こんでもよい。
頭は床について
いてOK

ひざ抱え

仰向けになり、両ひざを両手で抱えるようにして腰を丸めて3秒キープし、ゆっくり両足を床に戻す。

●5～6回

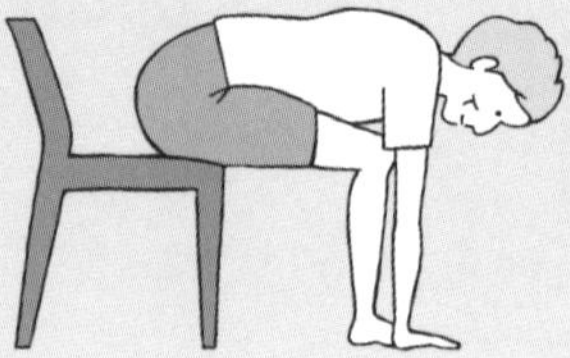

いすで前曲げ

いすに浅く腰掛け、肩幅くらいに足を広げる。上体を前に倒して、両手を床につける。

●10秒キープ

GOOD or BAD?

ひざが痛いときは歩かない

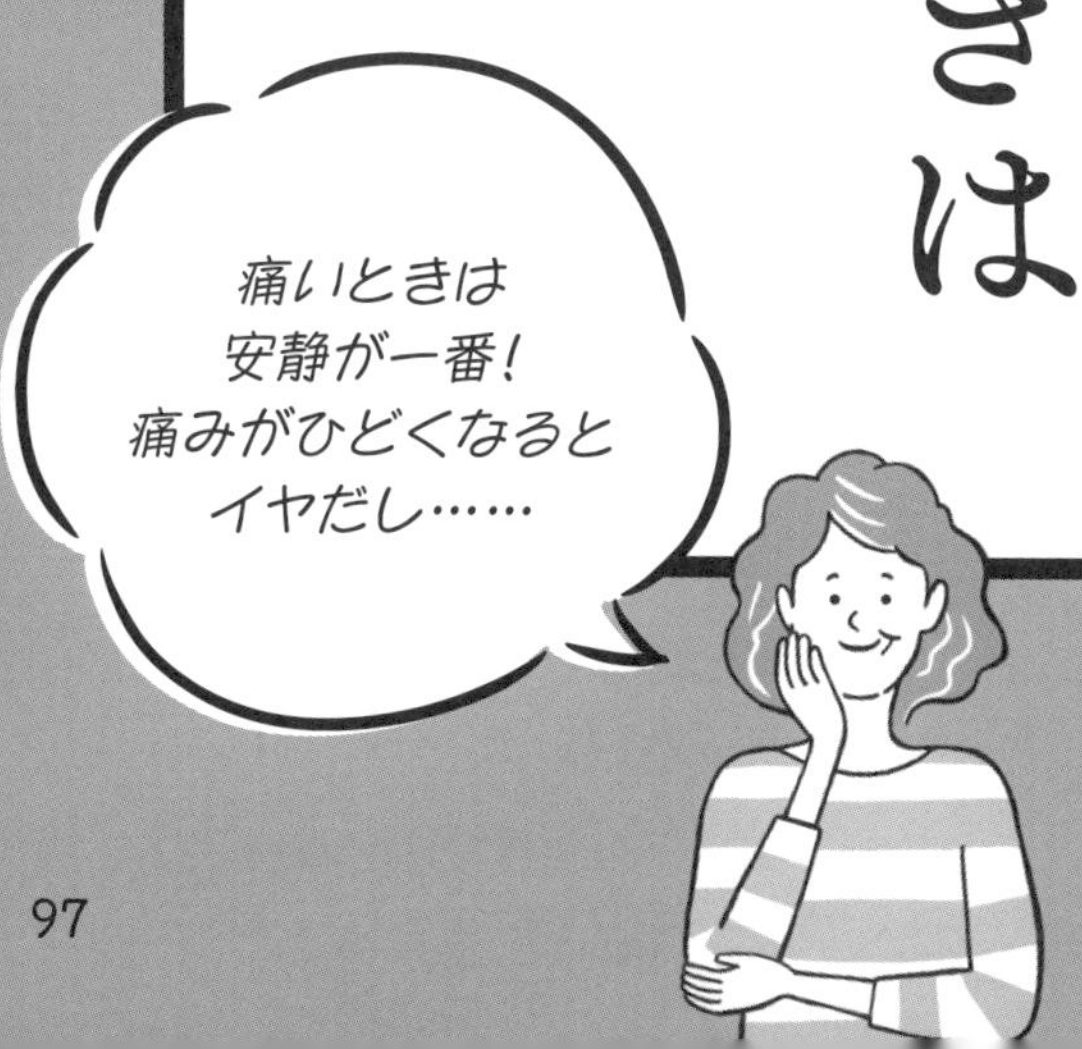
痛いときは
安静が一番!
痛みがひどくなると
イヤだし……

BAD

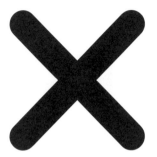

慢性的なひざの痛みは安静にするほど悪化する

ひざ痛で最も多いのが、変形性ひざ関節症。ひざ関節のクッション役をしている軟骨が、何らかの原因ですり減り、関節を覆う滑膜《かつまく》という薄い膜が炎症を起こすために発症します。最大の危険因子は、加齢と肥満です。

日常生活のさまざまな場面で痛みを感じるため、つい安静にしたくなりますが、あまり動かない生活をしていると、ひざの負担をカバーする筋力が低下し、関節の動きが悪くなってしまいます。すると、ますます動くのが億劫になり、体重は増加、ひざの負担も痛みも増加する、という悪循環に陥ります。

※強い痛みがある場合は、整形外科を受診してください。

GOOD
習慣

筋トレ＋有酸素運動でひざ痛を改善 肥満の人は減量を

ひざに限らず、体を動かすときに使う関節、骨、筋肉、神経などの**運動器の慢性疾患は、年齢や重症度に関係なく、積極的に動かして治す運動療法が治療の基本**です。また、肥満の人は減量して、関節にかかる負担を減らすことも必要です。

変形性ひざ関節症の運動療法では、ひざの負担を軽くするための下半身の筋力トレーニングと関節の可動域を広げるストレッチを中心に、ウォーキングや水中運動などの有酸素運動を加えます。痛くても体を動かすことで、筋力がつき、体重が減ってくると、ひざの負担が軽くなります。同時に、痛みも軽減されてくるので、より動きやすくなります。座った姿勢、寝たままの姿勢で行う方法もあるので、多少痛みがあっても、毎日続けましょう。

ただし、ひざに腫れや熱があるときには休みます。痛みの程度によっては、薬や装具を使う方法もあるので、整形外科で相談してください。

ひざ痛を軽くする運動

ひざの負担を軽くするには、太ももの前側の筋肉群（大腿四頭筋）とお尻上部左右の筋肉（中殿筋）を鍛えます。

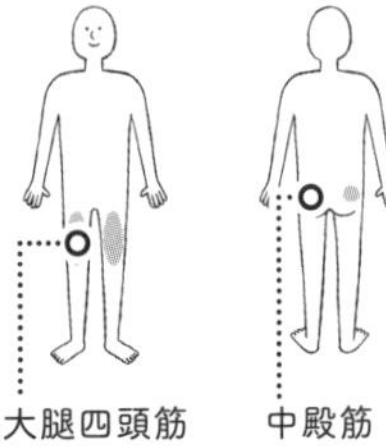

脚上げ運動

仰向けになり、片ひざを軽く曲げて立てる。伸ばした足を曲げたひざの高さまで上げて5秒キープし、ゆっくり下ろす。

左右各20回
×
3セット

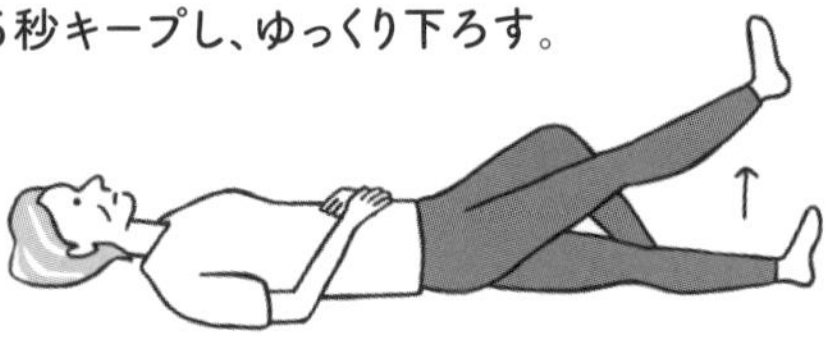

横上げ運動

横向きに寝て、下側の脚は軽く曲げる。上側の足を上げて、足首を曲げてかかとを押し出し5秒キープし、ゆっくり下ろす。

左右各20回
×
3セット

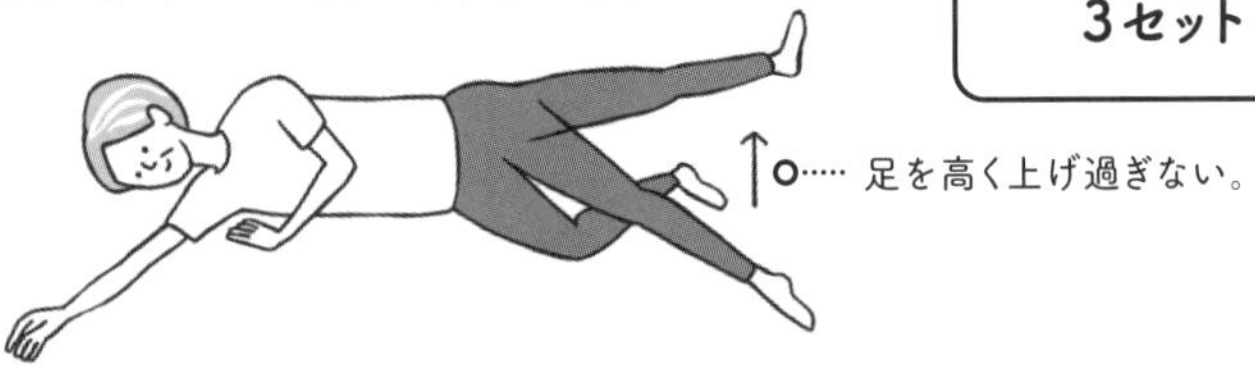

ひざ引き上げストレッチ

仰向けに寝て、片方の足を曲げ、両手で支えてゆっくり胸のほうへ近づける。

左右各10回
×
3セット

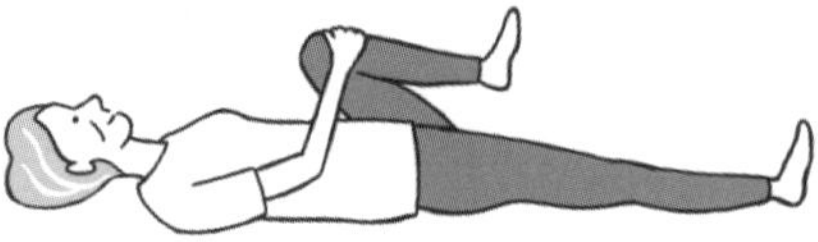

GOOD or BAD?

面倒だから人づき合いや外食はしない

食生活
運動
社会参加
口腔
その他の生活習慣

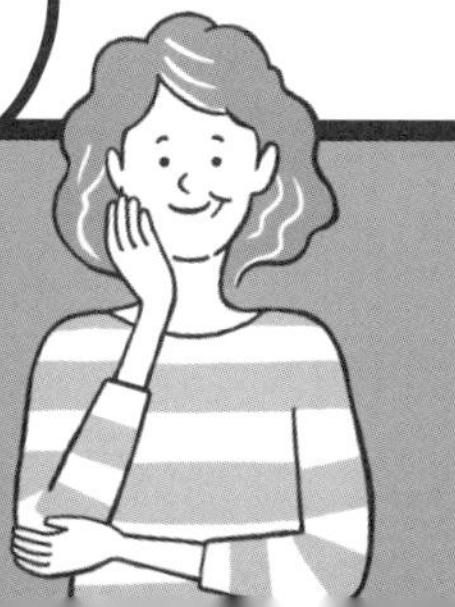
用事がなければ
面倒なので
ほとんど
家から出ない

BAD

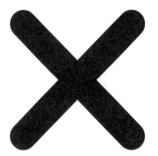

閉じこもりは 要介護リスクを高める

年をとると、いろいろなことが面倒になってくるものです。元々人づき合いが苦手という人もいるでしょうし、お金がかかるから外食に行かないという人も少なくありません。それが悪いとはいいませんが、1日の大半を家で過ごし、ほとんど外出しない「閉じこもり」の生活を続けているなら問題です。

閉じこもりは、心身の機能を低下させ、要介護状態になるリスクを高くします。また、人と接するコミュニケーションの機会が少ないと、社会から孤立し、うつ病などを招きやすくなります。心身を健康に保つには、社会とつながりを持つことが重要です。

GOOD習慣

積極的に外出する用事をつくり 人とコミュニケーションする機会をつくる

閉じこもりを防ぐために、できるだけ外出する機会をつくりましょう。仕事や買い物、散歩でもかまいません。まず、家から出る習慣をつけることです。買い物で店の店員と話をしたり、散歩で外の景色を楽しんだりすることで、脳と体に刺激を与えられます。

人づき合いが苦手、近所に知り合いがいないという人は、ゴミ出しのときに出会った人には「おはようございます」、外出したとき近所の人に出会ったら「こんにちは」など、あいさつを積極的にして、さりげない関わりを増やしていきましょう。

また、外食＝ぜいたくと思わず、たまには気の合う人と喫茶店やファミリーレストランなどでおしゃべりをしながら食事したり、1人でもファストフードでコーヒーを飲んだりすると気分転換になります。

人・社会とのつながり方

人生を豊かにするためにも、社会とつながりを持つことは大切です。自分ができることを見つけて、まずはトライしてみましょう。

あいさつをする

あいさつは、コミュニケーションの第一歩。笑顔であいさつされて嫌という人はいないので、自ら積極的に声をかける。

地域の活動に参加

町内の清掃、イベントなど、地域の行事や集まりにはできるだけ参加する。災害時や困ったときなど、自身のセーフティーネットにもつながる。

ボランティア活動に参加

子どもへの絵本の読み聞かせ、公園の植物の手入れや地域の見守りなど未経験でもできるものはある。どんなボランティアがあるか、自治体に相談を。

趣味を楽しむ

自分の好きなこと、興味を持ったものに挑戦してみよう。自治体等に相談すれば、趣味やレクリエーションのサークルなどを紹介してくれる。

これまでの経験を活かす

自治体のシルバー人材センターなどシニア向け就労支援窓口では、長年の仕事で培ってきた技術や得意なことを活かせる仕事を紹介してくれる。

なじみの場所をつくる

同じ時間帯に散歩をしたり、週に1回でも自分が心地よいと感じる喫茶店などに行ったりすると、自然と顔なじみができて交流のきっかけに。

GOOD or BAD?

周囲の人には頼らない

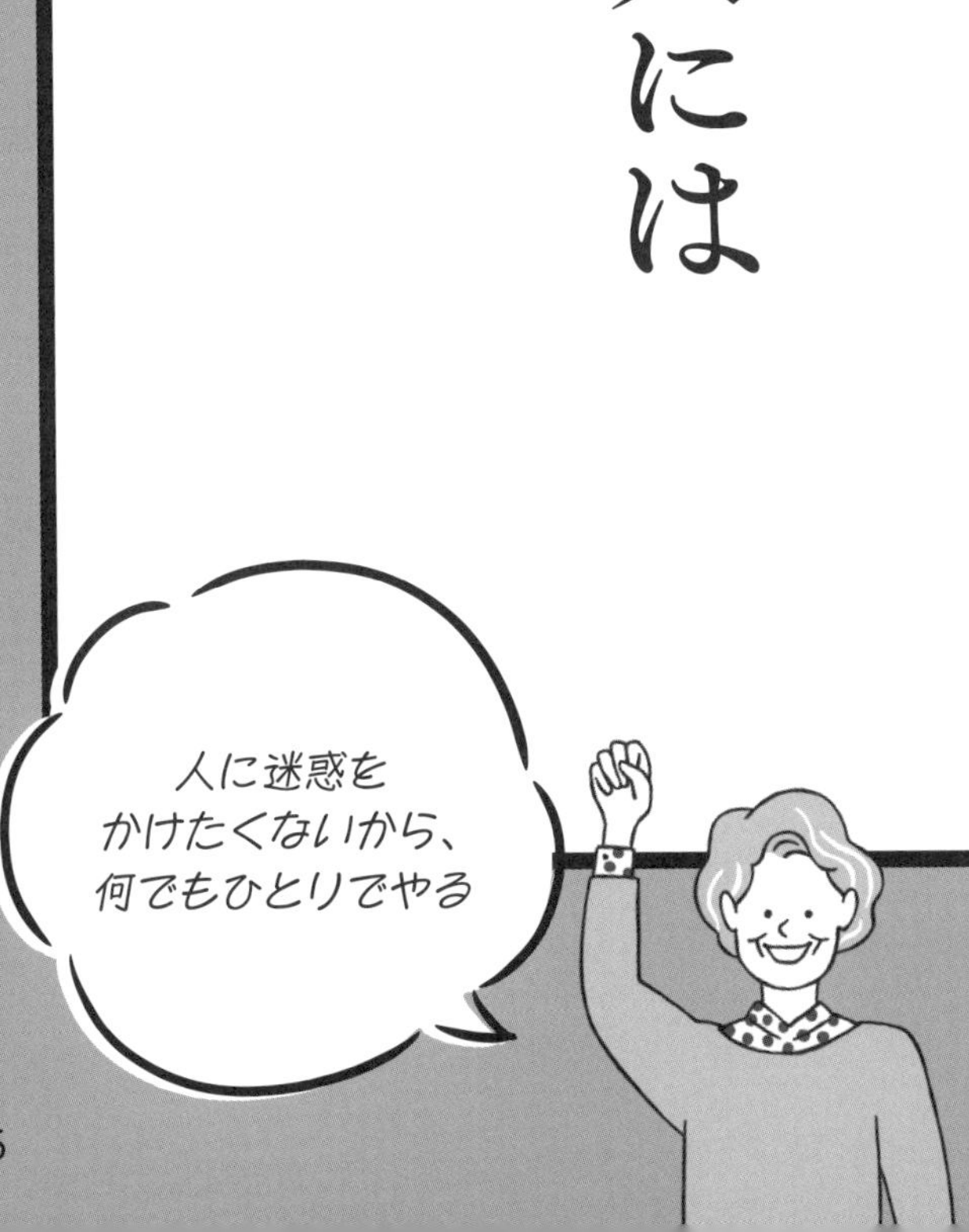

人に迷惑をかけたくないから、何でもひとりでやる

BAD

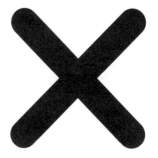

自立と頼らないことは違う

「人に迷惑をかけたくない」という気持ちもわかりますが、年をとると、自分ひとりではできないことも増えてきます。また、何でも自分ひとりでやろうとして抱え込むことで、問題が大きくなってしまうこともあります。自立と「人には頼らない」ことは違います。

困ったときは、子どもや親類、友人や近所の人などに頼ることも大切です。身近な人には頼りたくない、頼れないなら、公共のサポート機関に相談してみましょう。専門のスタッフが、生活のサポートや悩みごとの相談にのってくれます。豊かな生活を送るためにも、周囲のサポートを上手に受けることです。

GOOD習慣

自立した生活を長く続けるサポートをする地域包括支援センターを上手に利用

「子どもの世話になりたくない」「おひとり様で頼る人がいない」という人も、元気なうちは自立した生活ができるでしょう。それが年をとるにつれ、体力・筋力の低下、食べる力の低下などで、これまで難なくできていた外出や買い物、料理、食べることもだんだん困難になったりしてきます。でも、それを補う**サポートを受けることができれば、住み慣れた家で自立した生活を送ることもできます。**

サポートを受けたいとき、気軽に相談できるのが、**地域包括支援センター**という公的機関です。介護、医療、保健、福祉などの面から高齢者の健康や生活を支える、また高齢者の社会的孤立を防ぐ役割を担っています。自分の家の近くの地域包括支援センターがどこにあるかは、住んでいる市区町村の役場の介護保険の窓口に問い合わせるとよいでしょう。市区町村のホームページでも確認できます。いざというときのために、今からチェックしておくと安心です。

地域包括支援センターとは

地域包括支援センターにいる専門家が、高齢者の相談内容に応じて、介護・福祉・健康づくり・予防・医療など必要なサービスへとつなげ、高齢者の生活を支援します。

地域包括支援センターにいる専門家の人たち

- ○社会福祉士
- ○保健師または看護師
- ○主任ケアマネジャー（地域のケアマネジャーのまとめ役）

こんな相談ができる

- ○日常生活における些細な心配ごと（足腰が弱くなって買い物へ行くのがつらいなど、生活の中でできないことが増えてきた）
- ○体調がよくないが、近くに病院がない。
- ○健康づくりや介護予防のプログラムを受けたい。
- ○認知症かもしれないと心配。
- ○介護保険を利用したいが手続きがわからない（自分のほか、パートナーの介護についても）。
- ○金銭的な問題。
- ○成年後見人制度について知りたい。

必要なサービスへとつなぐ

地域包括支援センターの主な役割

1高齢者や家族からのさまざまな相談を受け、必要なサービスにつなげる。

2悪徳商法などの消費者被害の対応や高齢者虐待の早期発見・防止（権利擁護）。

3介護予防事業と予防給付（介護保険認定で「要支援」と認定された人に提供される介護サービス）の手続き、マネジメントや調整。

4医療と介護の連携、在宅と施設の連携など、地域のさまざまなサービスを活用して支援を行う。

GOOD or BAD?

健康な歯が多ければ何でも食べられる

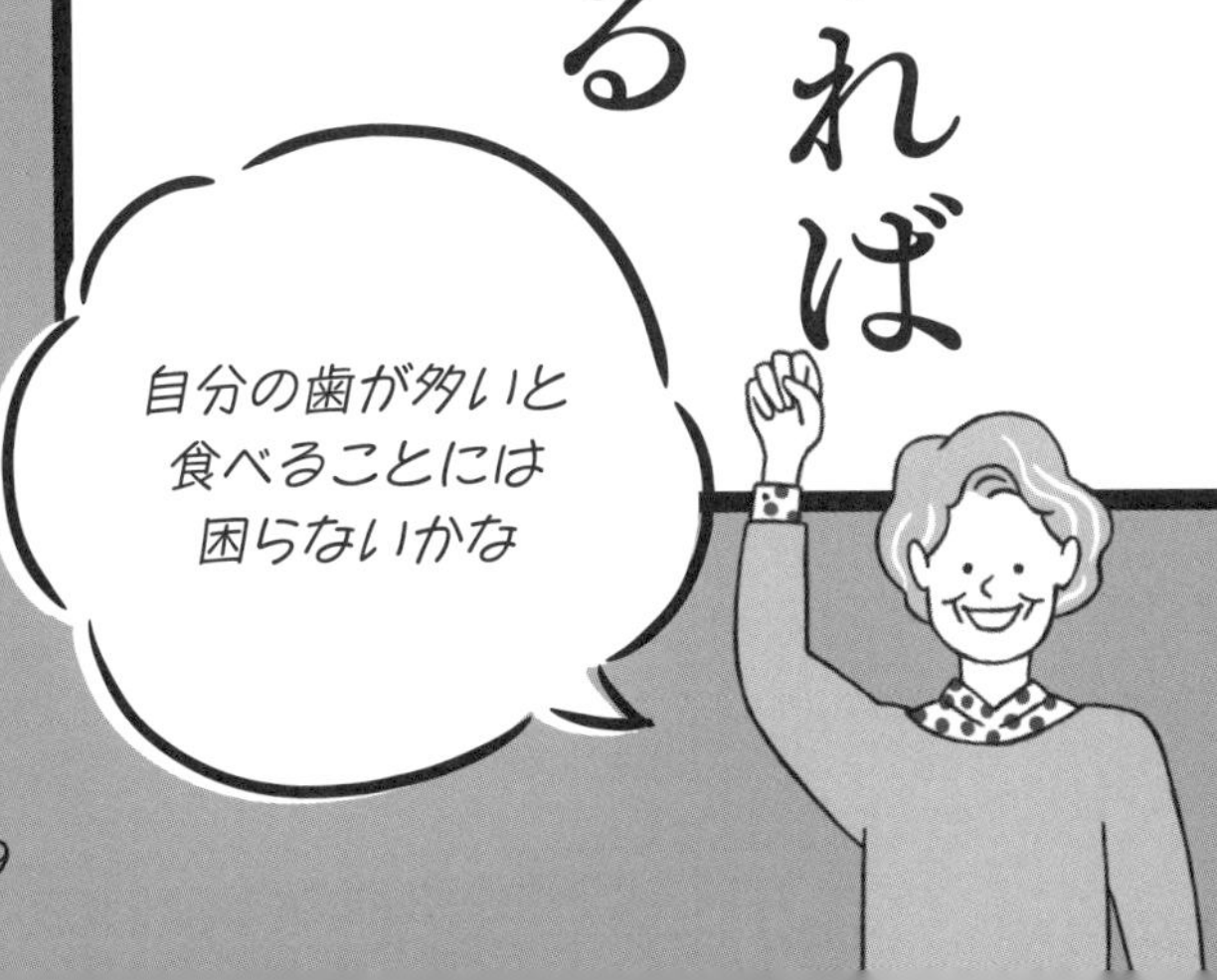
自分の歯が多いと
食べることには
困らないかな

△

Case by Case

歯があっても「食べる力」がないとダメ

食べ物を体内にとり入れるには、歯で細かくしたりすりつぶしたりする必要があります。だから、年をとっても健康な自分の歯が多いというのは重要です。

ただし、歯があっても、「かむ力」や「飲み込む力」といった食べる力がなければ、何でもおいしく食べることはできません。食べるときには、歯だけではなく、あご、ほおや舌の筋肉などの緻密な動きが必要だからです。特に舌は、口の中で食べ物を咀嚼するとき、飲み込むときに、何役もの働きをします。年とともにこれらの機能が低下すると、歯が多く残っていても「うまくかめない」「飲み込めない」ことが起こります。

GOOD
習慣

歯磨きと歯科健診で健康な歯を維持し口腔トレーニングで「食べる力」を鍛える

「よくかめない」「飲み込めない」といった**口腔機能の衰えを「オーラルフレイル」**といいます。こうした食べる力の低下は、全身のフレイル（加齢による身体的・認知的機能が低下した状態）につながり、要介護状態リスクを高めるといわれています。**健康寿命をのばすには、オーラルフレイルを防ぐことが大切です。**

それには、自分の歯を健康に保つこと。ていねいに歯磨きをし、定期的に歯科健診を受けましょう。しっかりとかめる歯があることは重要。自分の健康な歯にかなうものはありませんが、入れ歯でもよくかめれば問題ありません。

かむ力や飲み込む力をつけるには、食事の際によくかむほか、あごや舌の筋肉、飲み込むときに使う筋肉を鍛えるトレーニングを行いましょう（112ページ参照）。トレーニングをすることで、口腔機能の低下を防ぐことができます。

口腔トレーニング

「かむ力」をつける

あごの筋肉を鍛えることで、かむ力をつけます。

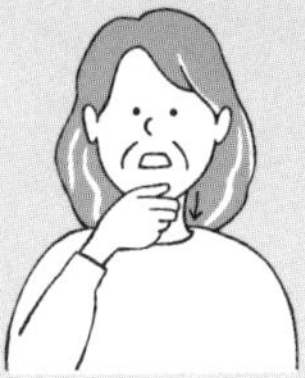

親指であごを押さえるようにつかみ、しっかり引き下げながら、かむ動作をする。引き下げる力が強いほど負荷が大きくなる。

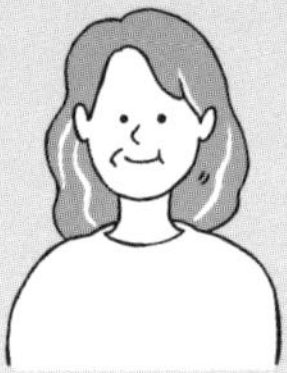

唇を閉じ、舌でガムを左右に移動させながら、かむ。
※左右両側を均等にかむ。

「飲み込む力」をつける

飲み込む機能に関係する筋力を鍛えます。

1

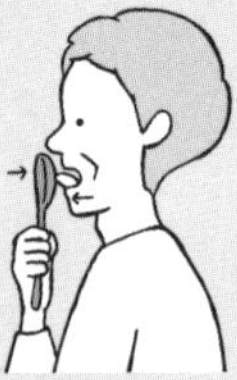

突き出した舌と
スプーンの背で押し合う。

2

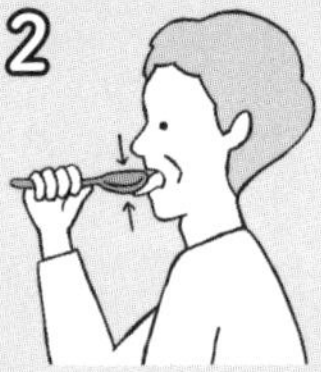

浅めに口に入れた
スプーンの背と
舌で押し合う。

3

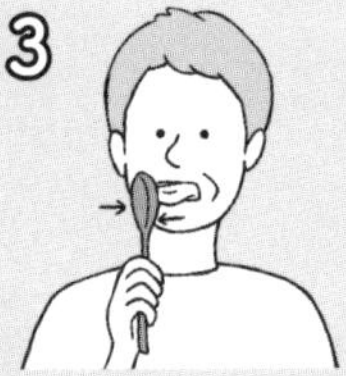

舌を口角につけて伸ばし
スプーンの背と押し合う。
◆1〜3を10セット

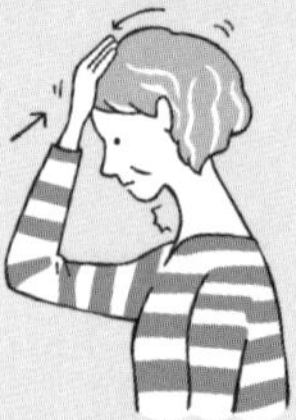

手のひらの手首寄りの部分（手根部）をおでこに当て、頭はおへそを見るように下げて、押し合いをする。このとき、のどぼとけが上がっていればOK。
◆5秒間×5セット

GOOD or BAD?

入れ歯でも定期的に歯科を受診する

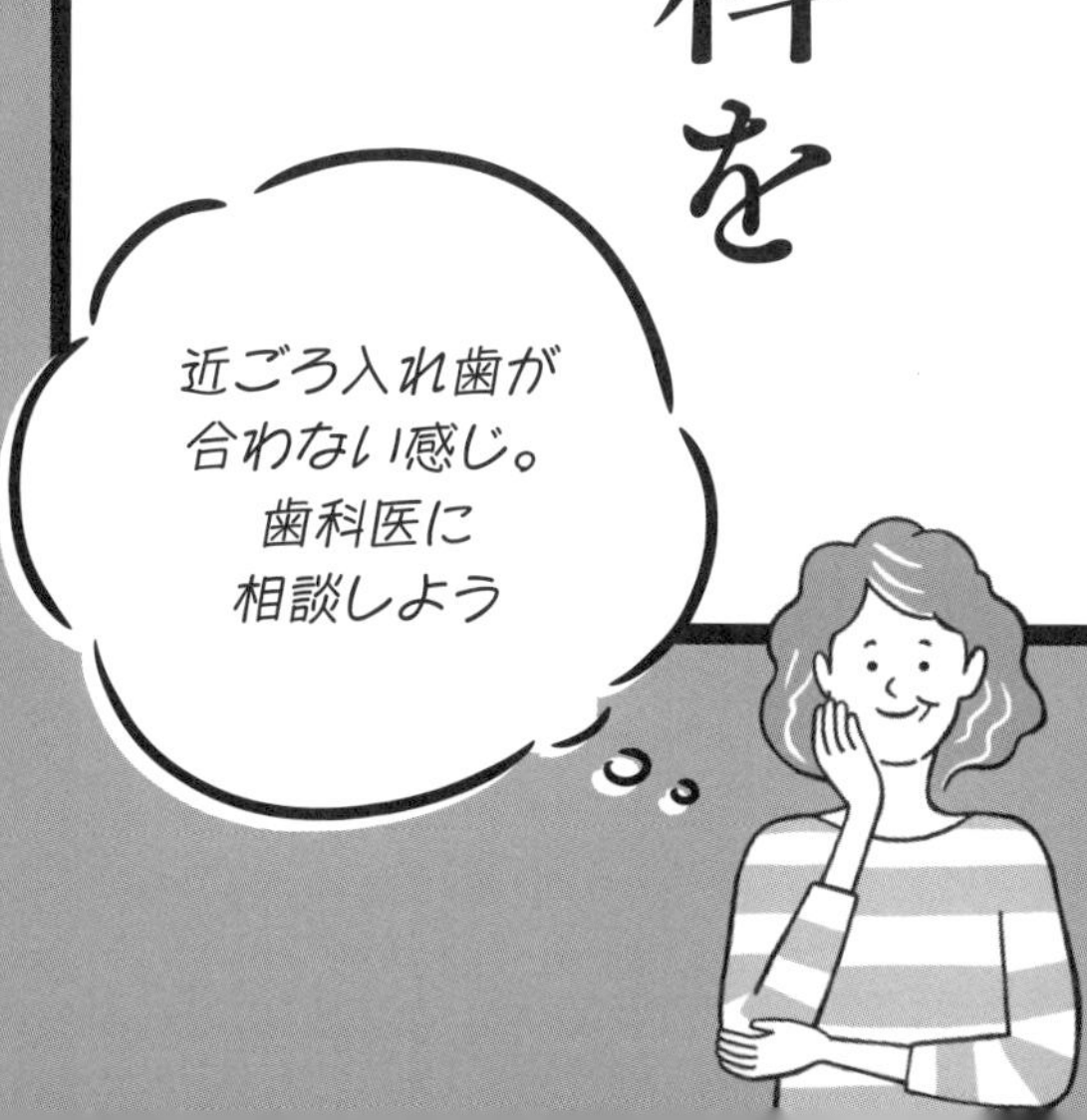
近ごろ入れ歯が
合わない感じ。
歯科医に
相談しよう

GOOD

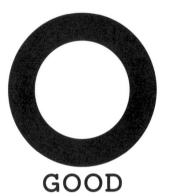

義歯（入れ歯）もメンテナンスし、よくかめる状態にしておく

年とともに歯茎もやせてきます。入れ歯は1度作ったら一生使えるというものではありません。

定期的に歯科を受診し、口の中の状態をチェックしてもらい、よくかめるようにしておくことが、オーラルフレイル（口腔機能の低下）の予防につながります。

体に必要な栄養を食事からとるためにも、入れ歯のメンテナンスは重要です。何でも気軽に話せるかかりつけの歯科医を持ち、入れ歯とは上手につき合うようにしましょう。

また、入れ歯同様、インプラントも定期的に歯科受診してメンテナンスを行うことが大切です。

BAD習慣

入れ歯の不具合をそのままにすると誤嚥性肺炎になるリスクが高くなる

「うまくかめない」「食べるときに痛む」「よくはずれる」など、入れ歯に不具合があっても、我慢してそのままの状態で食事をしていると、**誤嚥《ごえん》**のリスクが高くなります。誤嚥とは、空気の通り道である気管に誤って飲食物が入り込むことです。**誤嚥性肺炎**は、誤嚥によって一緒に侵入した細菌やウイルスが肺に入ることで起こります。栄養状態が悪かったり、免疫力が低下していたりすると、発症しやすくなります。**高齢者の場合、誤嚥性肺炎で命を落とすこともあります。入れ歯の不具合があれば、歯科医に相談しましょう。**

また、必ずしも入れ歯は就寝中にはずさなくてよいですが、手入れをせずにそのままつけていると、気づかないうちに唾液を誤嚥し、唾液に含まれる口腔内の細菌によって誤嚥性肺炎を起こす場合もあります。就寝前には入れ歯をはずすか、またはブラシで磨いた後、洗浄剤につけて水洗いをしてからはめて寝ましょう。

入れ歯の手入れ

食後や寝る前に手入れをして清潔にしましょう。

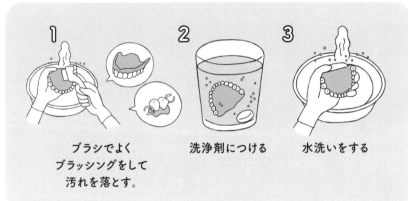

1

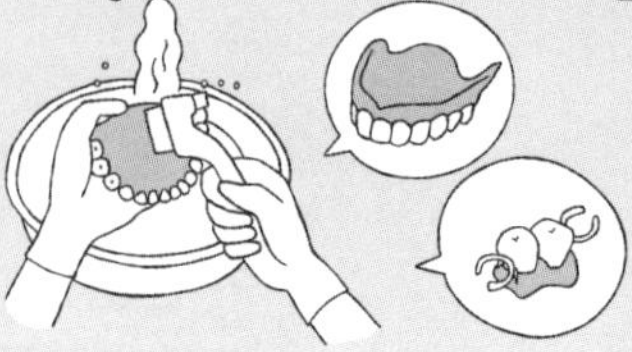

ブラシでよく
ブラッシングをして
汚れを落とす。

2

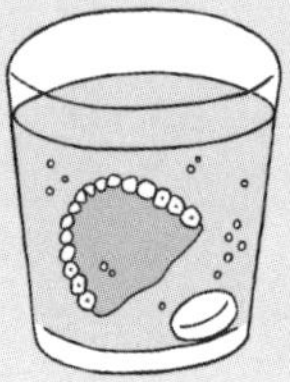

洗浄剤につける

3

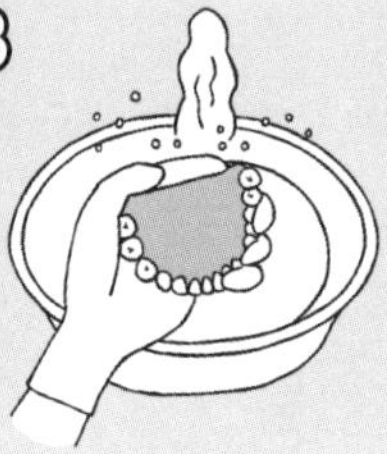

水洗いをする

入れ歯Q＆A

Q 食べるときに、入れ歯がカタカタと音がして食べにくい

A 顔を下に向けると、入れ歯が浮いてしまい、音が鳴る場合があります。食べるときは、うつむかず、正面を向いて食べると入れ歯が浮かないでしょう。

また、大口を開けて食べると、はずれやすくなります。できるだけ口は大きく開かず、奥歯でかむようにに心がけてください。

Q 初めて入れ歯をつくったが違和感がある

A 最初は違和感があるでしょう。だからといって、ずっとはずしていると、入れ歯が合わなくなります。1日数十分でも入れ歯をはめる習慣をつけ、その時間を長くしていき慣らしていくことが大切です。なお、食事の際に痛みを感じるときは、入れ歯が合っていない可能性があるので、歯科医に調整してもらいましょう。

GOOD or BAD?

食べたら すぐ横になる

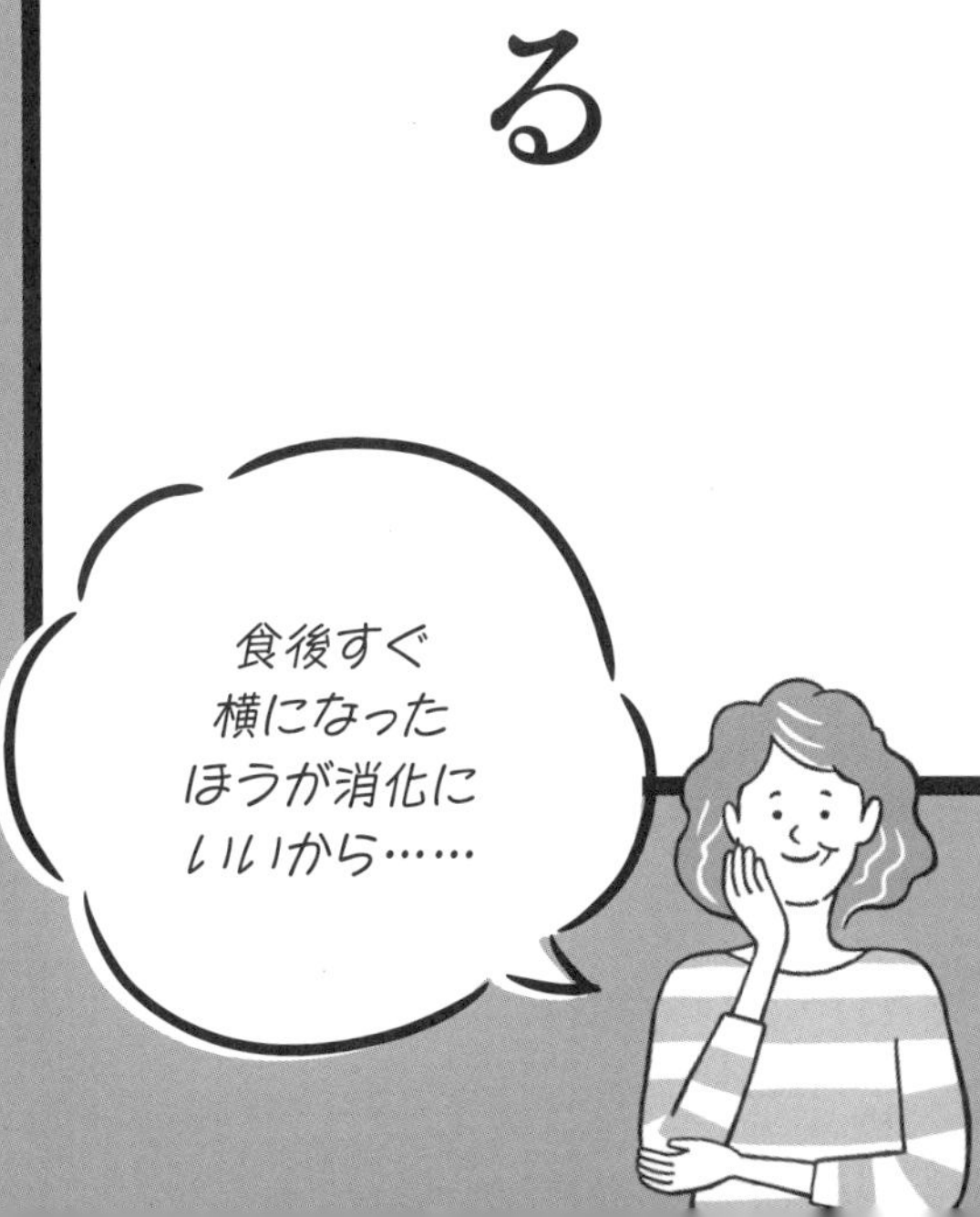

BAD

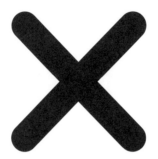

胃酸が逆流しやすくなり
食道炎や誤嚥のリスクになる

食べ物が胃に入ると、消化しやすくなるようたくさんの胃酸が分泌されます。食後すぐに横になると、胃酸を含む胃の内容物は食道へ逆流しやすい状態になります。これがくり返されると、逆流した胃酸によって食道粘膜に炎症が起きることもあります。胃の形には個人差があるので、横になっても影響しない人もいますが、逆流性食道炎になったことのある人は、胸やけやゲップなどの症状が出やすくなります。

また、飲み込む力が衰えている人が、食後すぐに就寝すると、誤飲しても気づかずに気管に入ってしまう「不顕性誤嚥《ふけんせいごえん》」（むせない嚥下《えんげ》）のリスクが高まります。

GOOD
習慣

食後90分は横にならない
食後の眠気、だるさ解消には軽い運動を

食後に休憩するときは、いすやソファにゆったり座るなどして、上半身は起こしておきます。この姿勢だと、重力によって胃の中のものは逆流しにくくなります。胃の蠕動《ぜんどう》運動*は90分のサイクルで動いているので、胃の内容物が落ち着くまで、**最低でも90分は横にならずに、座るようにしましょう。**

また、食後すぐに眠気やだるさに襲われ、横になりたい場合は**「食後高血糖」**になっている可能性があります。通常、血糖値は食後30分くらいからゆるやかに上昇して2～3時間で正常値に戻りますが、食後高血糖の人は、高血糖になったまま、長時間下がりません。しかし、これは**食後に軽い運動をすることで防ぐことができます。**体を動かすと筋肉が血液中のブドウ糖を消費するため、食後血糖値の上昇をゆるやかにできます。食後30分以内に、ウォーキング、ラジオ体操、階段昇降などの軽い運動10分間行うとよいでしょう。

＊消化管の筋肉が収縮する運動のことで、胃では粥状にした食べ物を腸に送る働きをしている。

食後の血糖コントロールにおすすめの運動

食後の眠気やだるさで、毎食後、横になるのが習慣になっている人は、食後、軽い運動をしてみましょう。

ウォーキングをする

- 10分間を目安に、家や仕事先の周りを散歩する。
- 大股で速歩を心がける。
- その場で足踏みをしてもよい。

ラジオ体操

- 第一・第二のラジオ体操を連続して行う。
- ゆっくり丁寧に体を動かす。

筋トレ

- お尻と太ももを鍛えるスクワットなどの筋トレ（下図参照）を、ゆっくりと5～10回行う。
- 大きな筋肉を鍛える筋トレが基礎代謝を上げ、普段の血糖コントロールにも役立つ。

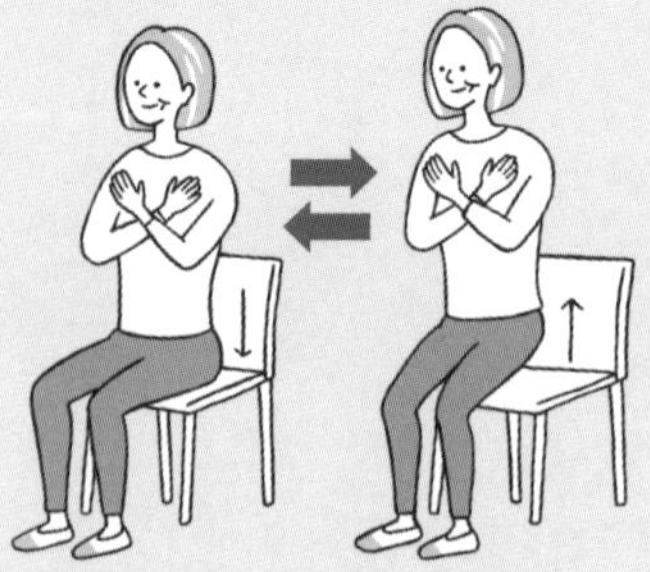

いすに座り、両手を胸におき、ゆっくり「立つ」「座る」をくり返す。

昇降運動

- 15～20㎝くらいの高さの踏み台に右足、左足の順に足をのせ、右足、左足の順に足を下ろすことを、自分のペースのリズムでくり返す。
- 踏み台の代わりに、家の階段*で行ってもよい。
- 10分間を目安に行う。

※階段で行う際は、ふらつき、転倒を防ぐために手すりにつかまって行ってもよい。

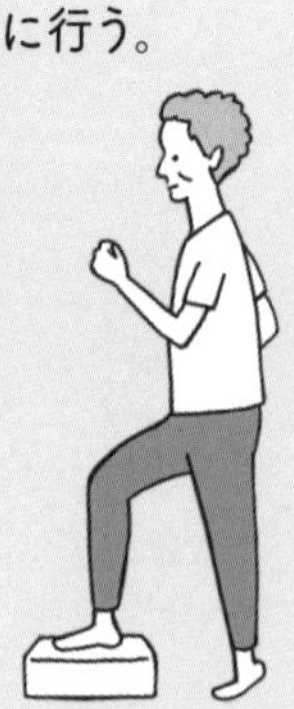

GOOD or BAD?

昼寝は1時間以上とる

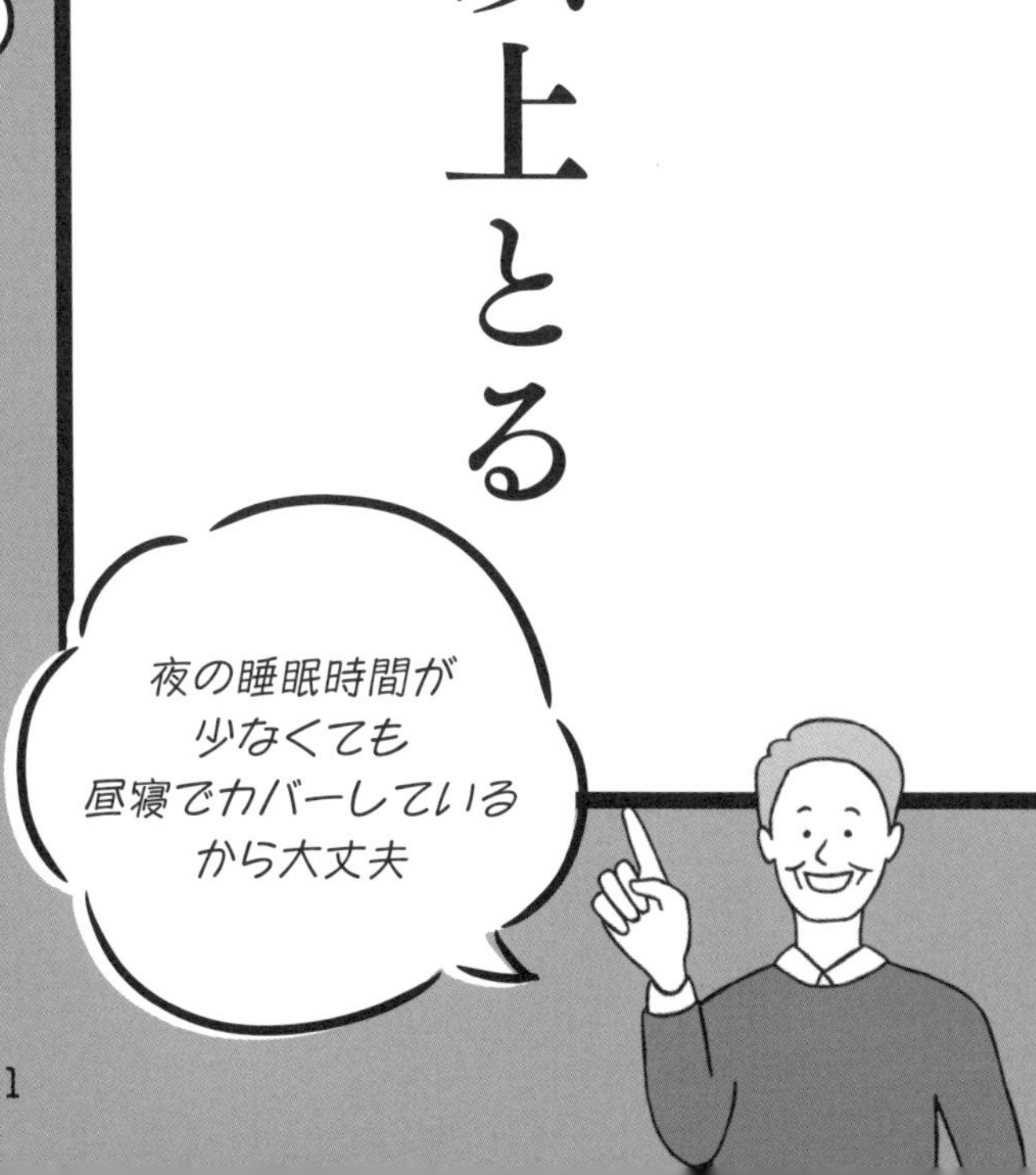
夜の睡眠時間が
少なくても
昼寝でカバーしている
から大丈夫

BAD

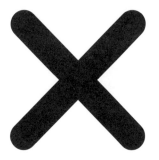

昼寝時間が長いと夜に眠れなくなる

昼間、長い時間寝てしまうと、夜になかなか寝つけなくなります。結果的に夜遅い時間に寝ることになり、睡眠不足から昼間に眠くなるという悪循環に陥り、睡眠のリズムを乱します。

私たちの体に備わっている体内時計は、太陽の動きに合わせて、朝起きて、夜間は休息するというリズムで動いています。体温や血圧と同様、睡眠のリズムも体内時計とともに変動しています。深夜まで寝られなかったりすると、体内時計が乱れて体のさまざまな機能がうまく働かなくなってしまい、免疫力の低下からさまざまな病気を招きます。

GOOD
習慣

起床時の太陽光で体内時計をリセット 昼寝は20分程度にとどめる

夜更かしをして朝が起きられなくなったり、睡眠不足で昼間にたくさん寝てしまったりする生活を送っていると、体内時計は乱れて体の機能に支障が生じてきます。**体内時計を修正するには、できるだけ決まった時間に起床し、起きたらカーテンを開けて太陽光を浴びることが大切です。**太陽光の刺激が脳に伝わり、それがきっかけで体内時計も調整されます。

また、昼寝は30分以上すると、夜間の睡眠の質を下げることが明らかになっています。ただし、10分から**20分程度の昼寝なら眠気がとれてスッキリするほか、昼寝後は集中力がアップします。**昼寝をするなら、時間帯は午後1時から2時ぐらいの間がよいでしょう。午後3時以降など夕方の昼寝は、夜の睡眠に支障が生じます。昼寝も時間や時間帯を守れば、夕方の寝落ちや夜に目覚めてしまうことを防ぐことができ、夜の睡眠の質を上げることにつながります。

体内時計を整える生活

体の機能を正常に動かし、健康を維持するには、
規則正しい生活を心がけることが大切です。

1	起きたら、太陽光を浴びる	カーテンを開けて太陽光を浴び、目から「起床の合図」を脳に送る。二度寝はしない。
2	日中は体を動かす	こまめに体を動かす家事も立派な運動。そのほかにも散歩や趣味のスポーツなどで体を動かす。
3	昼寝をするなら20分までにする	タイマーをかけて、寝過ぎないように注意する。
4	休日も平日とほぼ同じ時刻に起きる	休日に寝だめや夜更かしをすると、生活リズムが乱れる。
5	就寝前はリラックスタイムにする	就寝1時間前に入浴をすませて、寝る直前にテレビやスマートフォンを見ない。

GOOD or BAD?

朝、目が覚めたらすぐに起きて活動する

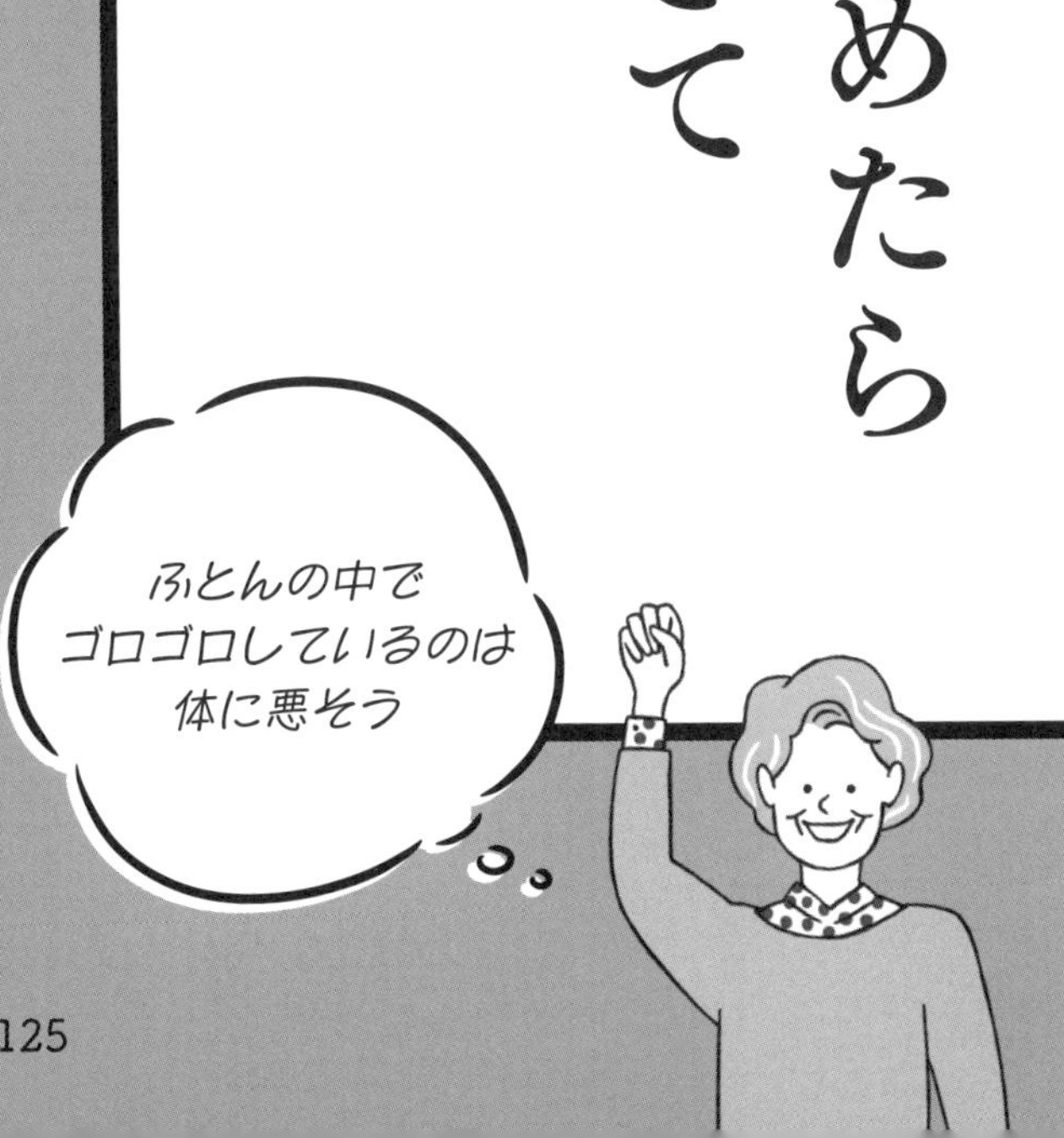
ふとんの中で
ゴロゴロしているのは
体に悪そう

△

Case by Case

急に起き上がると血圧が急上昇する

私たちの体には、朝起きて、夜は眠るという体内時計が備わっています。血圧も体内時計に合わせて、日中の活動中は高くなり、夕方にピークを迎えた後、夜間の就寝中に最も低くなります。

朝は血圧が上昇しはじめる時間帯であり、就寝中の発汗によって体の水分が不足し、血液がドロドロ気味になって血管が詰まりやすくなっています。そのため、高血圧の人や、コレステロール値や中性脂肪値の高い人が、いきなり布団から出て慌ただしく動き始めると血圧が急上昇し、心筋梗塞や脳卒中を引き起こすことがあるので注意が必要です。

GOOD
習慣

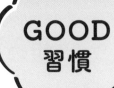

起床前のウォーミングアップと朝の水分補給で1日をスタート

朝、**血圧を急上昇させないためには、目が覚めてもすぐに飛び起きない**ようにすることです。しばらく布団の中でリラックスしたまま、ゆらゆらと手足を動かしましょう。**寝た状態でゆっくり動かすと、徐々に全身の血流が促されて活動できる準備が整います。**

起床後は、コップ1杯の水を飲む習慣をつけましょう。寝ている間にドロドロ気味になっている血液も、**水分補給をすることで薄まり、血液の流れもスムーズになります。**

朝の時間帯は何かと慌ただしいですが、出かける直前にあせって支度をする、あわててゴミ出しに走るなど、血圧を急上昇させる行動をしていないか、起床後のルーティンを見直してみるといいでしょう。朝は、時間に余裕をもって過ごすことが、心臓や血管を守ります。

朝の過ごし方のポイント

1 起床前に布団の中でウォーミングアップ

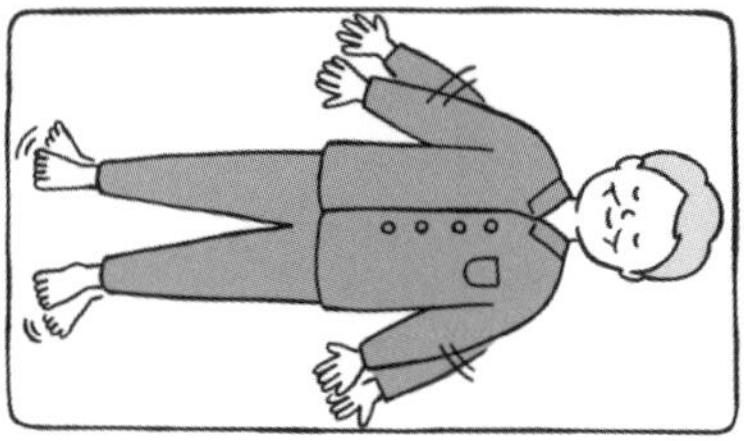

寝たままの状態で、力を入れずに
手足をゆらゆらと揺らす。足首の曲げ伸ばしもよい。

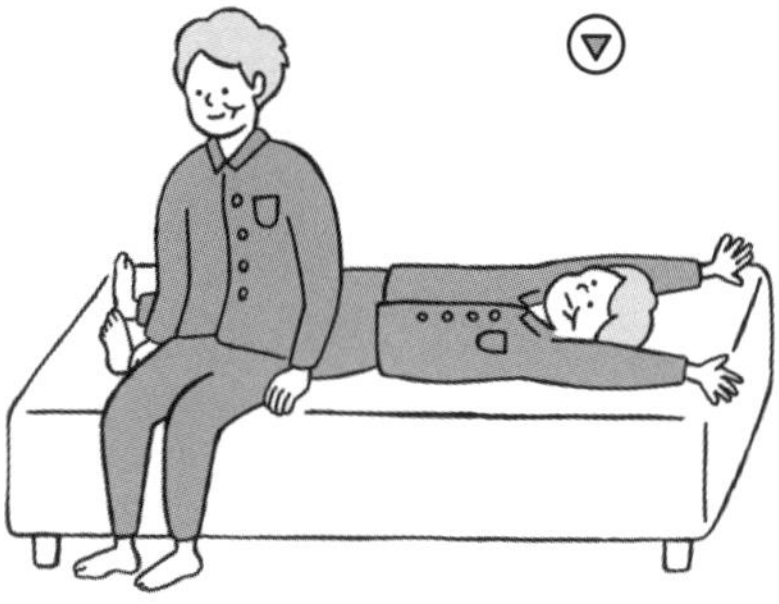

気持ちよく伸びをして、ゆっくり上半身を起こし、それから立ち上がる。

2 起き抜けにコップ1杯の水分補給

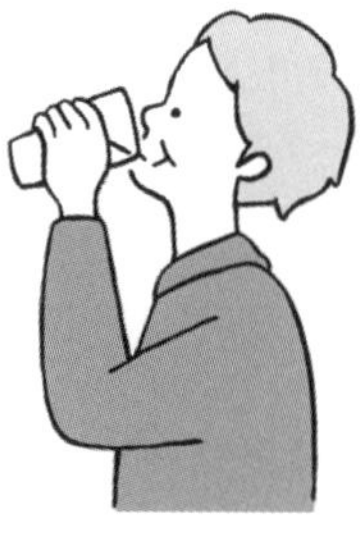

3 時間に余裕をもって、朝のルーティンをこなす

GOOD or BAD?

お風呂は熱めの湯に長く入る

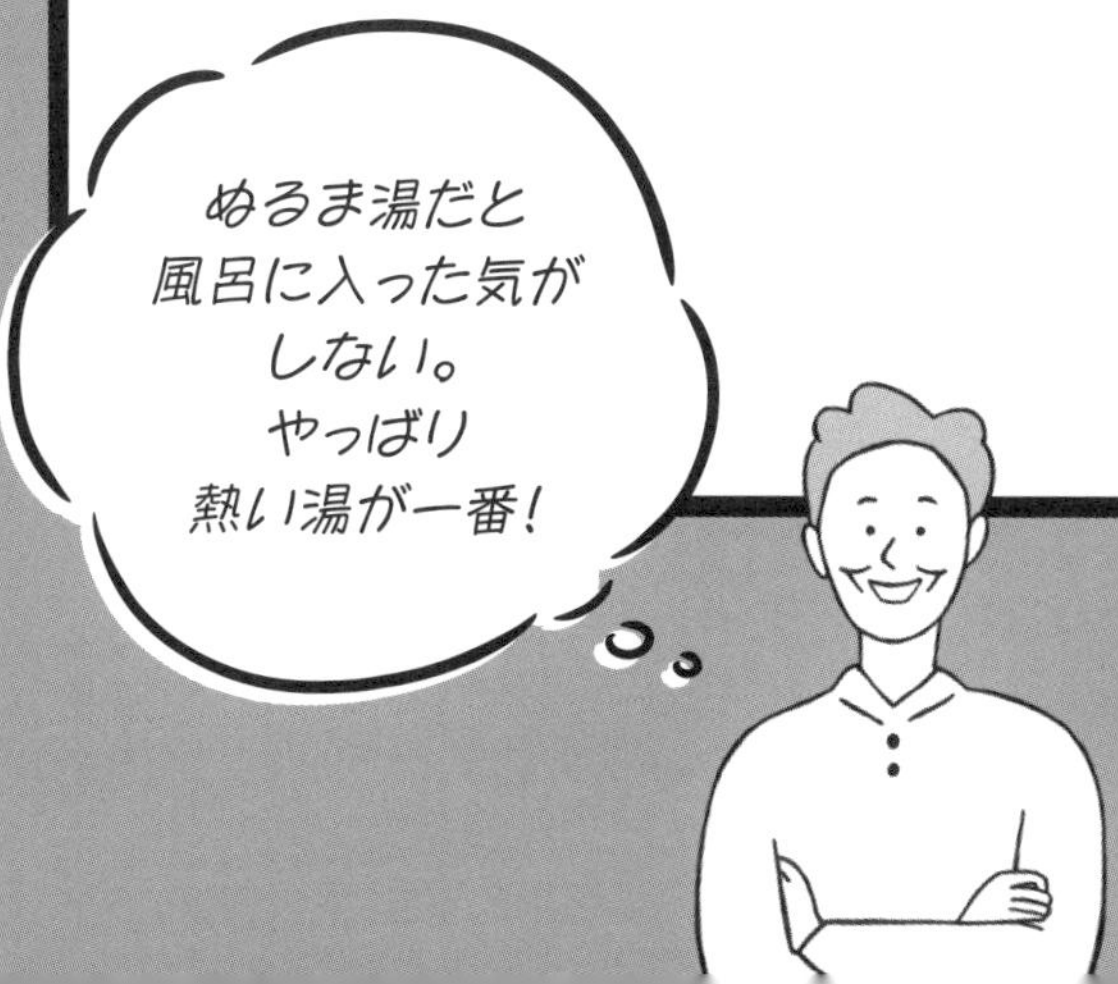
ぬるま湯だと
風呂に入った気が
しない。
やっぱり
熱い湯が一番!

BAD

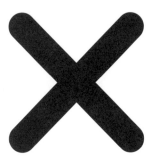

熱い湯での長風呂は血管に大きな負担

42℃以上の熱いお風呂に入ると、興奮・活力を与える交感神経が優位になって血圧が急上昇し、血管に負担がかかり、動脈硬化につながります。さらに、血管内に血栓（血のかたまり）ができやすくなり、血液の通り道が狭くなるほか、発汗により血液の粘度が高くなりドロドロ気味になります。

脱衣場で裸になり、浴室に入ってすぐ熱い湯につかると、血圧を大きく変動させ、血管に負担をかけます。さらに、湯舟で温まると、血管が拡張されて血圧が下がるため、めまいや意識障害を起こすこともあり、おぼれたり転倒したりする事故につながります。

GOOD 習慣

40℃くらいの湯舟につかるのは10分まで ヒートショック対策も万全に

お風呂の温度は、**40℃くらいのぬるめの湯にすると、リラックスさせる副交感神経が優位になり、疲労回復効果が期待できます。湯舟につかるのは、長くても10分ほどにしましょう。**長湯は、汗をかくことで体の水分が失われ、脱水症状を引き起こします。意識障害から溺死《できし》することもあるので危険です。

また、脱衣所と浴室は極端な温度差がないように、冬は脱衣所にヒーターなど暖房器具を置いたり、夏は脱衣所のエアコンを強くし過ぎたりしないようにしましょう。**寒暖差によって起こる血圧変動をヒートショックといいますが、血圧が急上昇すると心筋梗塞や脳卒中を引き起こすことがあります。**

さらに、浴室での転倒にも注意。年をとると、転んで骨折したことが原因で要介護状態になることが少なくありません。浴槽の中ですべって体が沈むと、溺死することもあります。滑り止めや手すりなどをつける対策をしましょう。

心筋梗塞や脳卒中を防ぐ入浴法

家の中で温度差を少なくして、
血圧を急激に変化させないことが大事です。

1 入浴前の準備

- コップ1杯の水を飲む
- 脱衣場を暖めておく
- 浴槽のふたを開けておく
- 熱いシャワーを出しっぱなしにする

▽

2 入浴中

- 湯舟につかる前にかけ湯を5回以上(心臓から遠い足元からかける)
- 40度くらいの湯に10分以内
- 湯はみぞおち程度の深さにする
- 浴室内で体の水滴を拭いておくと脱衣場に出たとき寒くない

▽

3 入浴後

- コップ1杯の水を飲む
- 寒くないところで衣類を着る

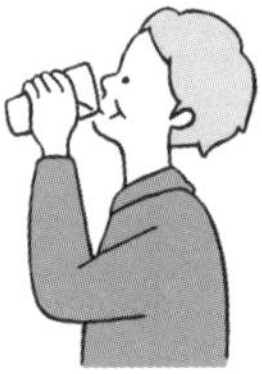

温度差による血圧の変化(イメージ図)

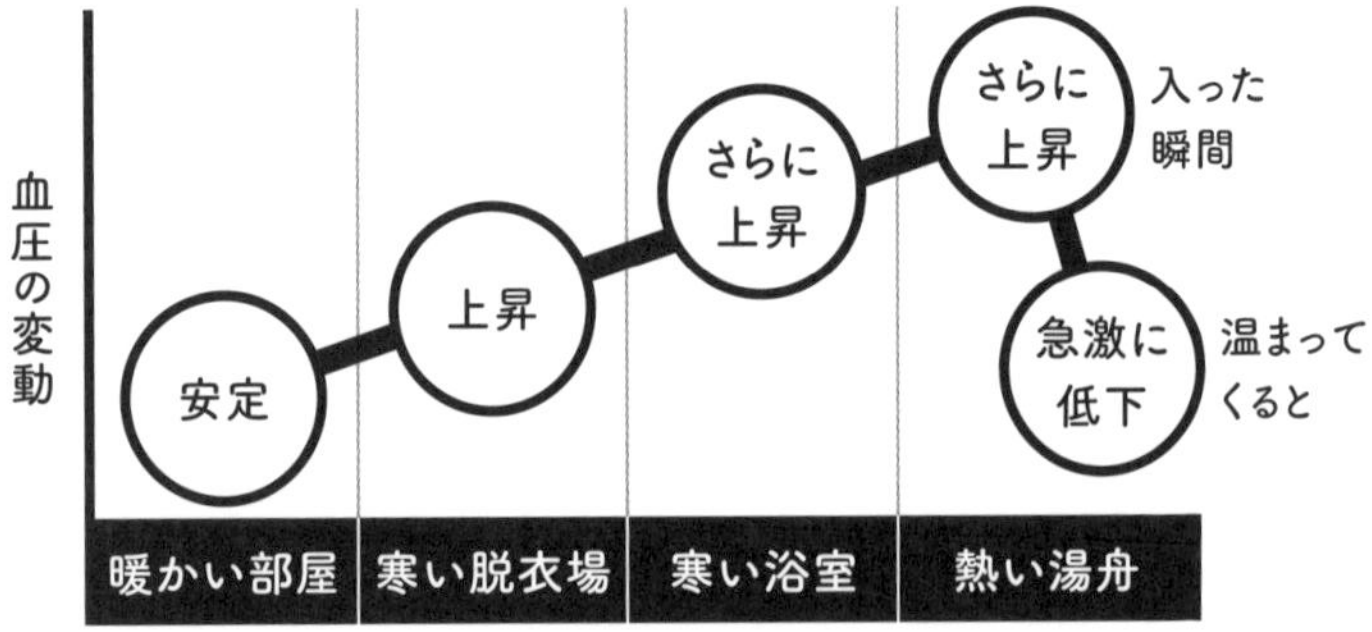
血圧の変動
安定
上昇
さらに上昇
さらに上昇
入った瞬間
急激に低下
温まってくると
暖かい部屋
寒い脱衣場
寒い浴室
熱い湯舟

お風呂は寝る直前に入る

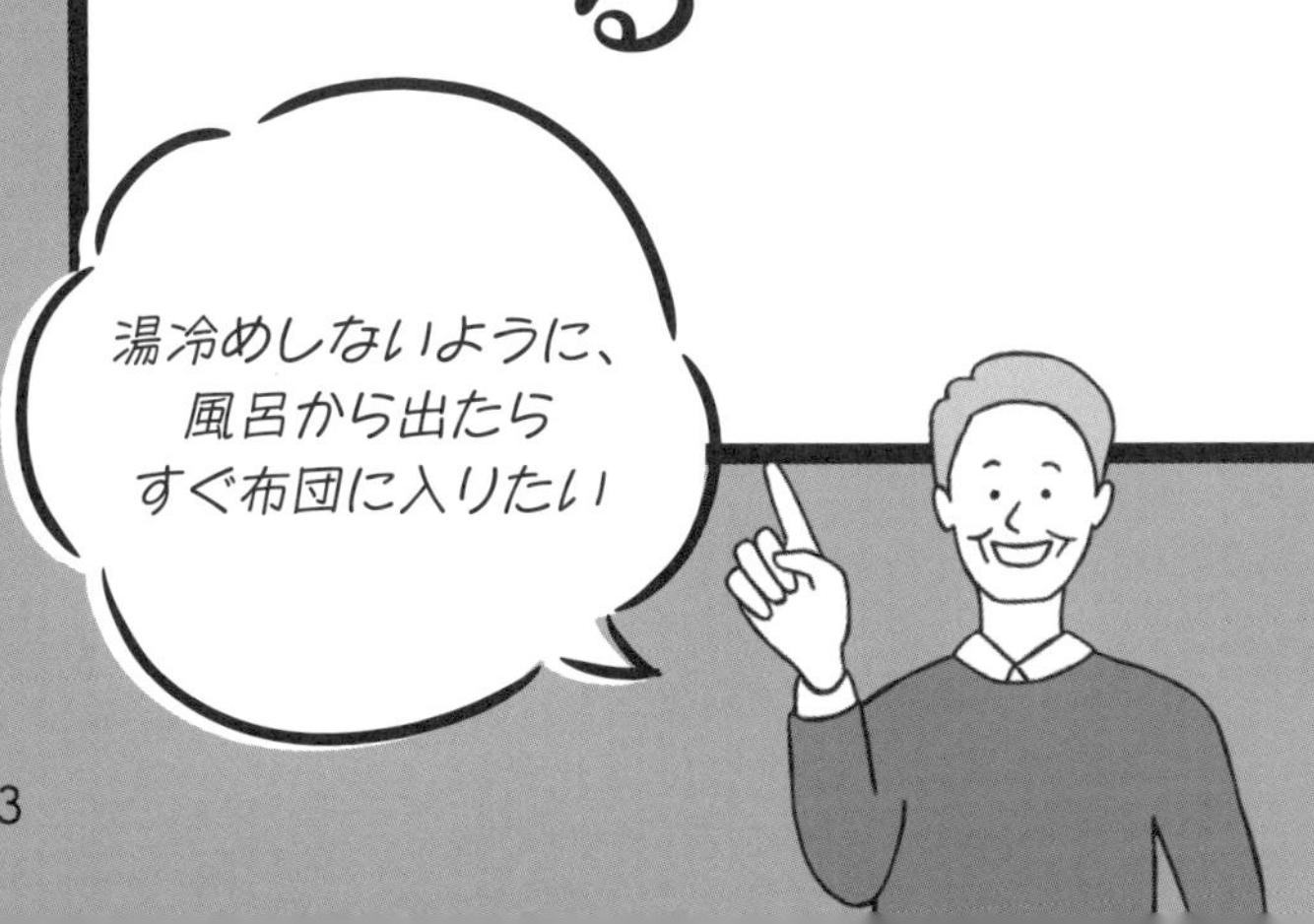
湯冷めしないように、
風呂から出たら
すぐ布団に入りたい

BAD

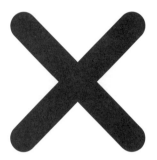

深部体温が下がらず 睡眠の質の低下につながる

私たちの体には、夜になれば眠り、朝になれば目覚めるという体内時計が備わっていますが、体温リズムは体内時計がコントロールしている機能リズムの1つで、睡眠と密接な関係があります。なお、この体温というのは体の中心部の体温である深部体温をいいます。深部体温は就寝前から下がり、起床前の朝方になると上昇します。つまり、深部体温が下がると眠くなるようになっているのです。

でも、寝る直前に入浴すると、深部体温がなかなか下がらないので寝つきが悪くなるほか、睡眠の質も悪くなります。

GOOD
習慣

寝つきをよくして、快眠を得るには入浴は寝る1～2時間前に

入浴をすると、体が温まって深部体温（体の中心部である直腸で測る体温）が上昇しますが、入浴後は皮膚から熱が放散され、1時間ほどで自然と体温が下がっていきます。そのため、**寝る1～2時間前くらいに入浴してベッドに入るのがベスト**です。体温が下がってきているので**寝つきがよく、眠ってからもどんどん体温が下がるのに合わせて、睡眠も深くなります。**

また、入浴は疲れを癒すとともに、脳をリラックスさせる効果もあります。シャワーだけだと、その効果が得られないので、湯舟に入るようにしましょう。ぬるめの湯にゆっくりとつかったほうが、深部体温を一気に上昇させ、体温を下げやすい体になります。なお、せっかく寝る1～2時間前に入浴しても、冷えるからと靴下をはいて寝ると、足から熱放散《ねつほうさん》ができないため、睡眠の質を下げてしまうので靴下は脱いで寝ましょう。

睡眠の質を悪くするNG習慣

快眠を得るためには、次の習慣を改善することが大切です。

寝る直前の食事

食事をすると、胃腸が消化のために働くので、体が睡眠に移行しにくい。また、胃腸が睡眠中も働いて休めないので、朝になっても食欲がなく、欠食を招く。

OK 食べ物の消化には時間がかかるので、寝る3時間前までにはとる。

寝る直前の飲酒

お酒を飲むと寝つきはよいが、体からアルコールが抜けると目が覚める。アルコールには利尿作用があるので、夜中に何度もトイレに起きるため、十分な睡眠がとれない。

OK 適正飲酒量（80ページ参照）を、寝る4時間くらい前に飲むならOK。

寝る直前の運動

自律神経の1つである交感神経が優位になることで興奮するほか、運動によって上昇した深部体温が下がるのに時間がかかって、寝つきが悪くなる。

OK 入浴後、寝る2時間くらい前に手足の血行をよくする軽いストレッチを行うのがおすすめ。

夏、エアコンの室温を極端に下げる

暑いからと、エアコンの室温設定をたとえば22℃など極端に低くすると、逆に体が熱を逃がさないように手足の血管を収縮させ、深部体温が下がらない。

OK 室温は26～28℃くらいを目安に、湿度は50～60％に。

禁煙すると太るから たばこはやめない

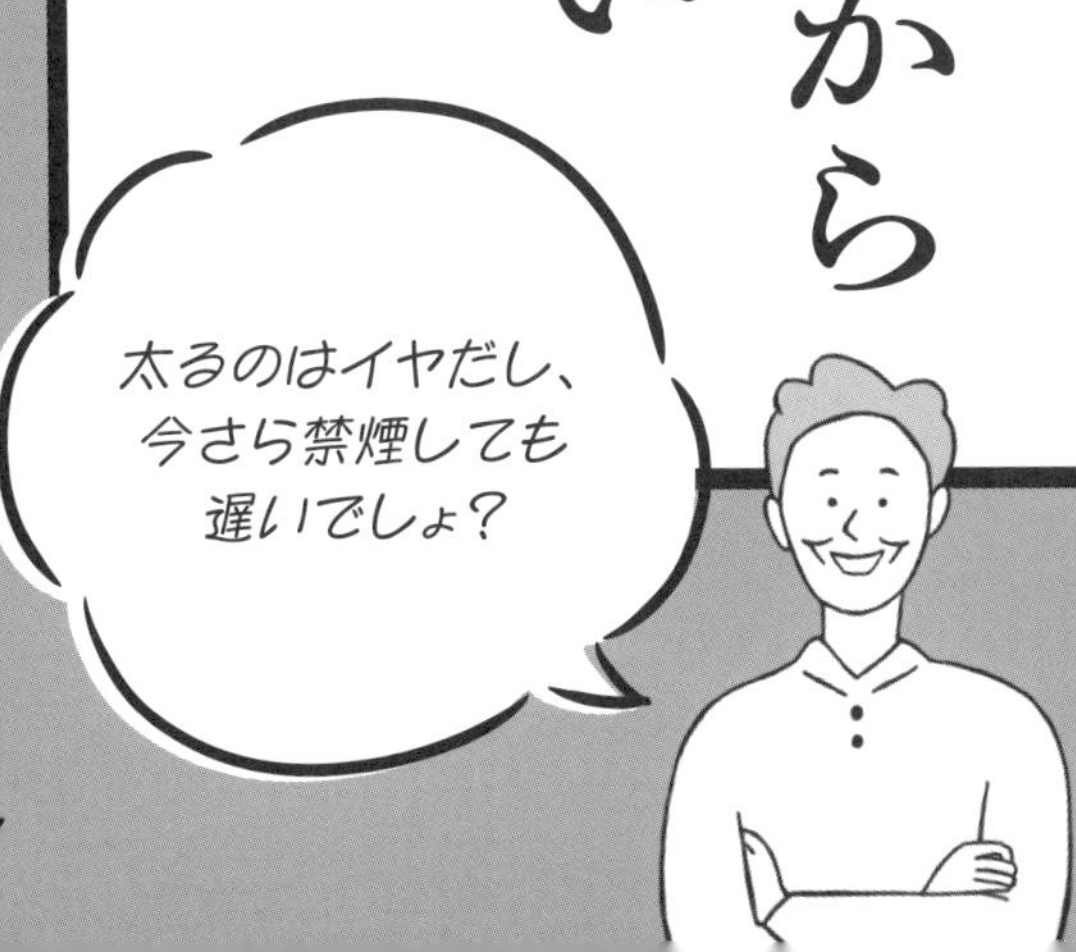
太るのはイヤだし、今さら禁煙しても遅いでしょ？

BAD

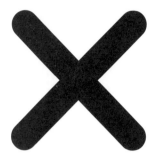

太ることより怖い
喫煙による健康被害

たばこに含まれるニコチンなどの有害物質は、空腹感や味覚を鈍らせます。また、ニコチンは脂肪の分解を促進する作用があり、基礎代謝*を高くします。その状態から禁煙をすると、食欲がアップし、基礎代謝も低下するため、太りやすくなります。

でも、太るといった見た目の問題より、喫煙のリスクのほうが深刻です。喫煙を続けると、さまざまな病気(143ページ参照)になるリスクが高くなります。

禁煙すると太りやすくなりますが、それは一時的なもの。体重は、運動を取り入れてコントロールすればよいのです。

＊生命活動を維持するために必要なエネルギー

GOOD
習慣

禁煙外来、禁煙補助剤、禁煙仲間、自分に合った方法で禁煙にチャレンジ

禁煙を成功させるには、専門家のサポートを受けるのが一番。禁煙外来は、一定の条件を満たせば、健康保険の適用になります。まずは、受診して医師と二人三脚で禁煙にトライしてみましょう。医師から処方してもらう内服薬は、服用すると1週間後にはたばこがおいしいと感じられなくなり、吸いたいという衝動が起きにくくなります。

なお、受診はハードルが高いという場合は、**薬局で手軽に購入できる禁煙補助剤（ニコチンガムやニコチンパッチ）を使用する方法**もあります。

そのほか、自分でできる生活習慣として、**たばこを吸ってしまうタイミングの見直しをする**ことも大切です（140ページ参照）。また、禁煙を長続きさせるには、家族や仲間の励まし、サポートが大きな力になります。メールやSNSで禁煙継続の状況を知らせて励まし合うのもよいでしょう。

喫煙の「タイミング」を改善する方法

生活の中で、たばこを吸いたくなるタイミングがありますが、禁煙を成功させるには、まずその習慣を見直し、実行しましょう。

一服したいタイミング

目覚めたとき
⇒起床後、すぐに顔を洗って水を飲む

口さびしいとき
⇒ガムをかむ

食事をした後
⇒歯磨きをする

喫煙仲間と談笑
⇒「禁煙宣言」をする

仕事が一段落したとき
⇒ストレッチしたり、水を飲んだりする

お酒を飲んでいるとき
⇒禁煙中はできるだけお酒の席には行かない

❗あぶらっこい料理や味の濃い料理、カフェインの強い飲み物を飲食すると、喫煙を誘発するので、できるだけ避ける。

禁煙外来を受診するには

現在、多くの医療機関で禁煙治療（保険適用）を実施しています。「禁煙外来」と標榜していなくても、内科で対応しているところも多いので、問い合わせてみるといいでしょう。また、自治体や健康保険組合などでは、さまざまな方法で禁煙支援の取り組みを行っています。最寄りの保健センターや勤務先の担当者に相談してみましょう。

日本禁煙学会：全国禁煙外来・禁煙クリニック一覧　禁煙治療に保険が使える医療機関情報最新版
http://www.nosmoke55.jp/nicotine/clinic.html

GOOD or BAD?

禁煙に失敗しても何度でも挑戦する

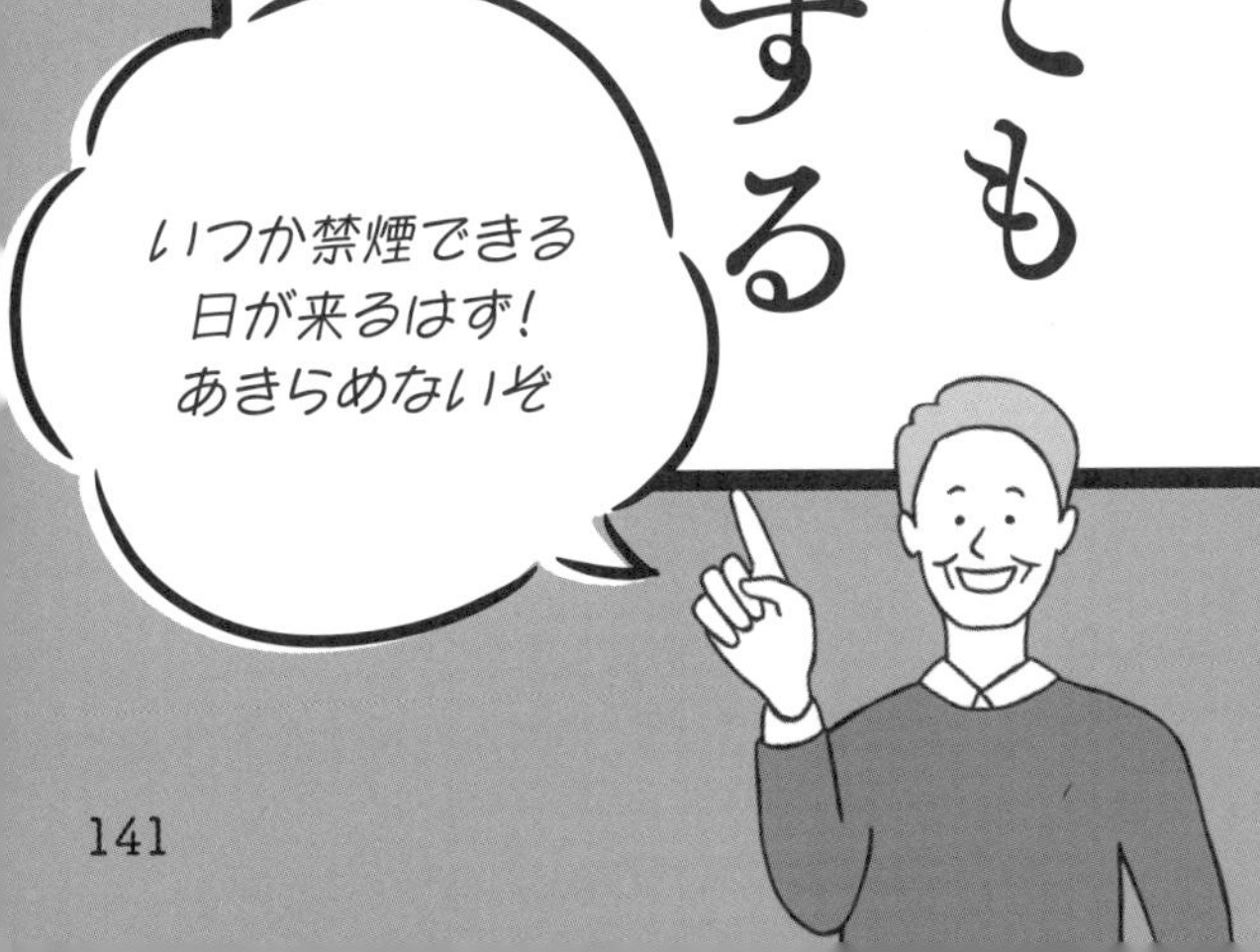
いつか禁煙できる
日が来るはず!
あきらめないぞ

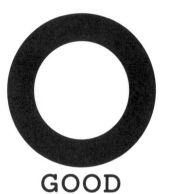

GOOD

挑戦し続ければ
いつか禁煙できる

禁煙したくてもできないのは、決して自分の意思が弱いからではありません。たばこに含まれるニコチンには、薬物依存と同等の依存性があるため、ニコチン依存症になると、自分の意思だけで禁煙を成功するのは難しいのです。

貼り薬などの禁煙補助剤、禁煙外来などの専門家のサポートを受けながら禁煙にトライしましょう。それでも、うまくいくとは限りません。ただ、あきらめは禁物です。失敗しても何度も禁煙外来を受診する、禁煙補助剤を上手に利用するなどして禁煙に挑戦し続ければ、いつか禁煙できます。

BAD
習慣

たばこを吸い続けると さまざまな病気になるリスクが高くなる

たばこの煙には、ニコチン、タールなど健康を損なう有害物質が２００種類以上も含まれています。そのため、「起床後の一服」「食後の一服」「イライラしたときの一服」といった**喫煙習慣を送っていると、有害物質の害が全身に及びます。**

具体的には、血管を老化させる動脈硬化を促進させ、心筋梗塞や脳卒中など命に関わる病気を引き起こしたりします。ほかにも、高血圧、胃潰瘍、がん（咽頭、喉頭、食道、胃、肝臓、肺、膵臓、膀胱など）、ＣＯＰＤ（慢性閉塞性肺疾患）、歯周病、認知症など、さまざまな病気になるリスクが高くなります。

しかし、年齢や喫煙年数を問わず、禁煙をしたときから有害物質が体内に入らなくなるため、病気になるリスクはどんどん下がっていくことがわかっています。**「今さら禁煙しても遅い」とあきらめるのは禁物**です。

禁煙のメリット

禁煙すると、体の調子がよくなったことを実感できるほか、
病気になるリスクもダウンします。

食事がおいしい

味覚が戻り、胃腸の働きもよくなり、食欲がアップ。

息切れしにくい

歩いたり、階段を上ったりしても息切れがしにくい。

たばこ代が浮く

喫煙に要していたお金と時間を別のことに使える。

かぜをひきにくくなる

呼吸器改善、免疫力回復で感染症にかかりにくい。

肌がきれいになる

ビタミンCが喫煙で失われなくなり、血行がよくなる。

禁煙1年後
肺機能が改善

▷

禁煙2～4年後
心筋梗塞や狭心症、脳梗塞のリスクが約1/3減少

e-ヘルスネット（厚生労働省）

吸っていないときもたばこの害は周囲に及ぶ

いくら人のいないベランダや換気扇の下でたばこを吸っても、たばこの有害物質は喫煙者の髪や衣服、部屋のカーテンや床、壁にも付着し、長時間残留します。たばこを吸っていないときも「たばこ臭い」といわれるのは、そのためです。加熱式たばこを吸って吐く息にも有害物質は含まれています。

その有害物質を家族や子どもが吸い込むと、喫煙者同様、たばこの害が全身に及びます。小さな子どもが喫煙者に抱きついたりすれば、そこで有害物質を吸い込んでしまいます。子どもをたばこの害から守るためには、禁煙が一番です。

GOOD or BAD?

少し聞こえが悪くなったけど補聴器はまだ先のこと

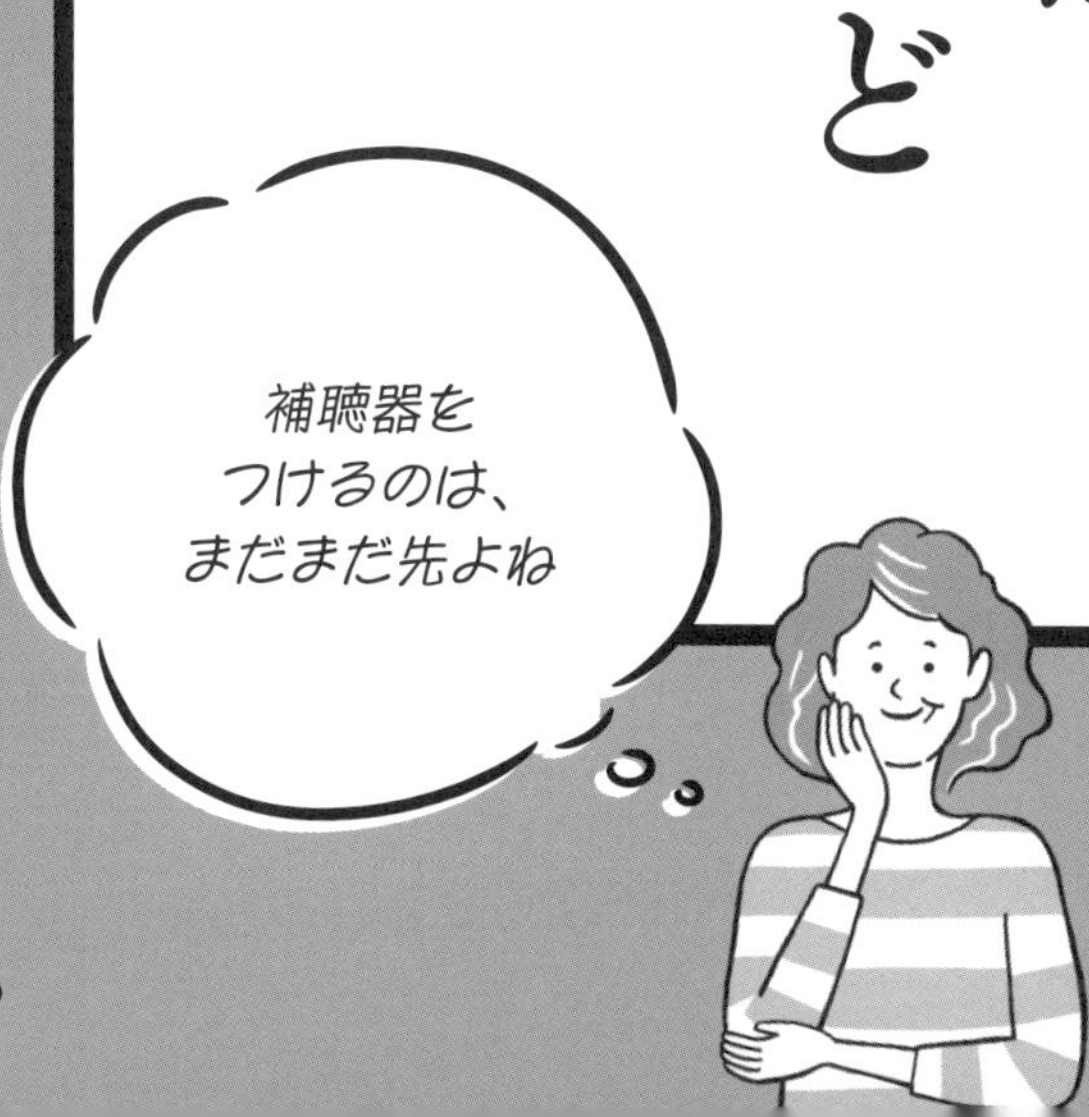

BAD

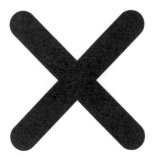

聴力、生活の質を
維持のためにも補聴器を

年とともに耳の機能が低下して、聞こえづらくなります。日常生活で不自由を感じたら早めに補聴器を検討し、使うのがよいでしょう。

人の話が聞き取りにくいと、何度も聞き返したりするため、会話がうまくできません。会話自体が億劫になるのは孤立につながり、生活の質が低下します。

加齢によって起こる加齢性難聴は、治療をすれば回復するというものではありません。聴力を維持するには、補聴器を積極的に使うのがおすすめです。最近は、小型で機能性、デザイン性の高い補聴器が登場しており、抵抗なく使えるようになっています。

GOOD
習慣

難聴はそのままにせず、補聴器を使って聴力を維持しよう

耳の聞こえが悪くなると、何度も聞き返したりするため、自分も相手も疲れます。**難聴になるのは「年だから」とあきらめて放置すると**、会話がうまくできないことで会話自体がつらくなり、人とのコミュニケーションを避けるようになっていきます。それは**社会的孤立につながります。**

人との会話、交流は脳を活性化させますが、聞こえづらいことでその機会が減ると、認知機能の低下につながり、認知症になるリスクを高めます。さらに、難聴だと、車の音や災害の警報も気づきにくくなるため危険です。難聴が進んでいる人は、早めに耳鼻咽喉科を受診しましょう。なお、加齢性難聴は、加齢によって耳の奥の有毛細胞が損傷されることで起こります。損傷をできるだけ防ぐには、適度な運動で血行をよくするのが効果的といわれています。喫煙は血行を悪くするので、難聴の進行を抑えるためにも禁煙をしましょう。

補聴器を使用するまでの流れ

1 耳鼻咽喉科*または補聴器外来を受診

難聴についての問診、聴力検査を行う
⇒補聴器が必要と診断

＊日本耳鼻咽喉科頭頸部外科学会のホームページで補聴器相談医の名簿を閲覧できる。

日本耳鼻咽喉科頭頸部外科学会
補聴器相談医名簿

https://www.jibika.or.jp/modules/certification/index.php?content_id=39

2 医師に「補聴器適合に関する診療情報提供書」を書いてもらう。

3 提供書を持って、認定補聴器技能者*のいる店へ行き、相談しながら適した補聴器を選ぶ。

＊補聴器を販売している店に確認、または店のホームページで確認する。

4 フィッテイングし、自分に合った補聴器を購入。

聞こえの測定を行って補聴器を選ぶ。周波数などを調整し、装着をし、聞こえがよくなっているかなどの聴力の測定をしたうえで購入する。

5 購入後も店で何度か調整を行う

高音から低音までの各音域を、難聴の状態に合わせて調整する必要があるため、通常、半年くらい調整に通う。

6 定期的にかかりつけの耳鼻咽喉科（補聴器相談医）を受診し、聴力検査と補聴器チェックを続ける。

補聴器は慣れるまでに時間がかかる

補聴器を着けると、すぐにはっきり聞こえるようになるわけではありません。聞こえが悪い状態に耳が慣れてしまっていると、補聴器を着けても最初は不快な音が聞こえたりします。補聴器をしてもよく聞こえないし、変な音がするからイヤだと装着しないと、いつまでたっても耳と脳が慣れません。慣れてよく聞こえるようになるには、個人差はあるものの3か月から半年はかかるといいます。

GOOD or BAD?

老眼は目の病気ではないので眼科には行かない

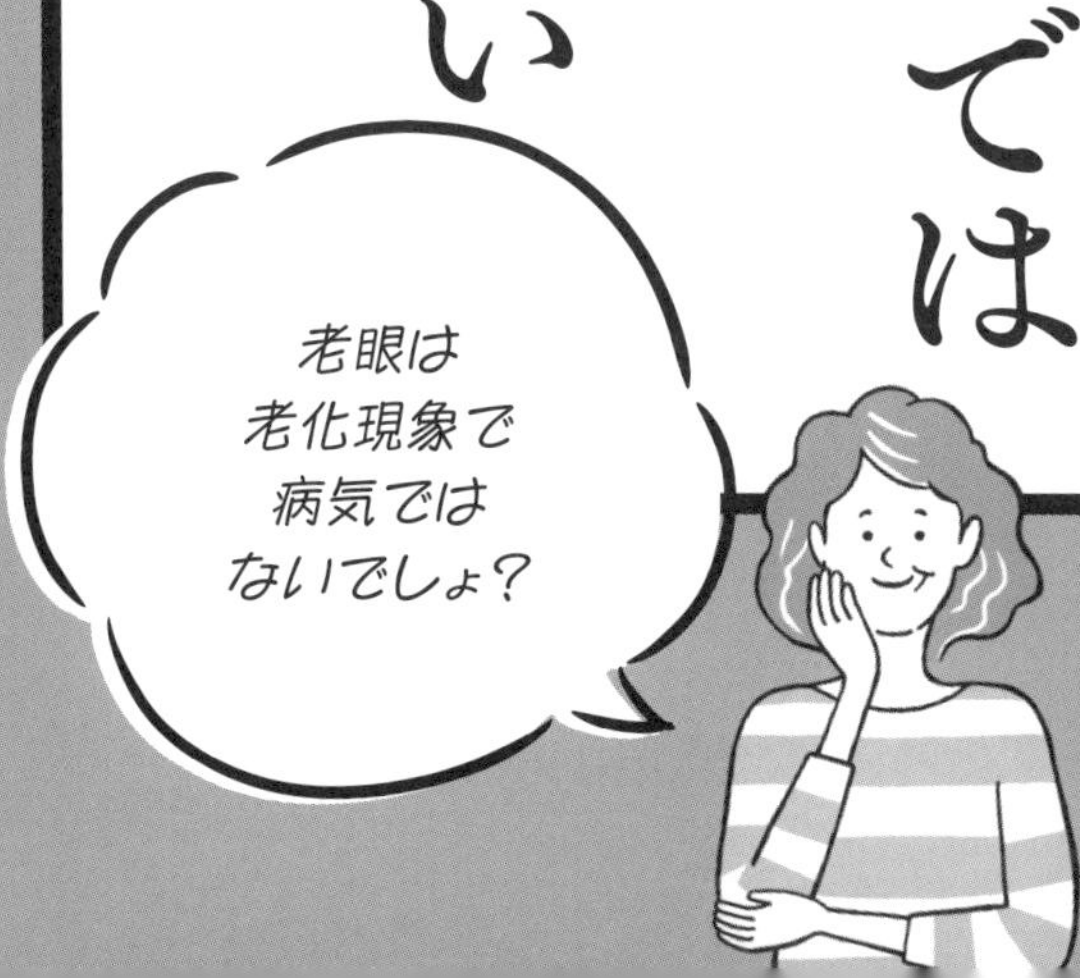

BAD

見えにくいのは老眼ではなく目の病気の場合も

誰でも年をとれば、目のピントを合わせる水晶体の弾力がなくなり、近くを見るときにピントが合いにくくなる老眼になります。これはメガネで矯正すればよいので、病気とはいえません。しかし、見えにくさの原因が目の病気にある場合もあります。中でも緑内障と加齢黄斑《おうはん》変性は、重症化すると失明につながる病気です。

これらの目の病気の初期は、症状が乏しいうえ、老眼や疲れ目などの症状と勘違いして、気づかなかったりします。見えにくさを老眼が進んだ程度に考えていると、病気の発見が遅れます。

GOOD習慣

特に自覚症状がなくても年に一度は眼科で眼底検査を受ける

老眼世代で注意したい目の病気は、**白内障**（レンズの役割をする水晶体が濁ってくる病気）、**緑内障**（視野が狭くなる病気）、**加齢黄斑変性**（視力が低下する病気）の3つです。いずれも**眼科で検査を受けなければ、早期に発見できない病気**です。したがって、これらの病気を**早期治療につなげるには、年に一度は眼科検診を受けることが重要です。**

特に、手遅れになると失明のおそれのある**緑内障と加齢黄斑変性を発見するには、「眼底検査」が必要**です。自治体や職場で実施している健康診断で行われる眼の検査では、視力検査はあっても眼底検査はない場合があるので、事前に確認することをおすすめします。検診で眼底検査を受けられない場合は、見えづらさやかすみ目などの症状があるときに眼科を受診し、自分の眼底の状態についてたずねてみましょう。

目の病気と眼科検診

「見えにくさ」の症状があれば眼科へ

白内障

- □目がかすむ
- □光がまぶしい
- □視界がぼやける

緑内障

- □視野の一部が欠ける
- □視界が狭くなる

加齢黄斑変性

- □ゆかんで見える
- □中心がよく見えない
- □視野の一部が欠ける

眼科で行う主な検査

視力検査

- 近視、乱視、遠視などを調べる。
- 視力低下を伴う目の病気の発見や、進行具合をつかむ参考にする。

眼圧検査

- 眼球内にかかっている圧力を調べる。

➡眼圧が高いと視神経が損傷（緑内障）

眼底検査

- 目の奥の網膜の血管や視神経を調べる。

➡視神経の損傷（緑内障）

➡網膜中心部の損傷（加齢黄斑変性）

➡眼底出血（糖尿病網膜症、網膜の血管の閉塞）

細隙灯《さいげきとう》顕微鏡検査

- 目の水晶体を調べる。➡濁っている（白内障）

GOOD or BAD?

頻尿・尿漏れが心配で水分はとらない

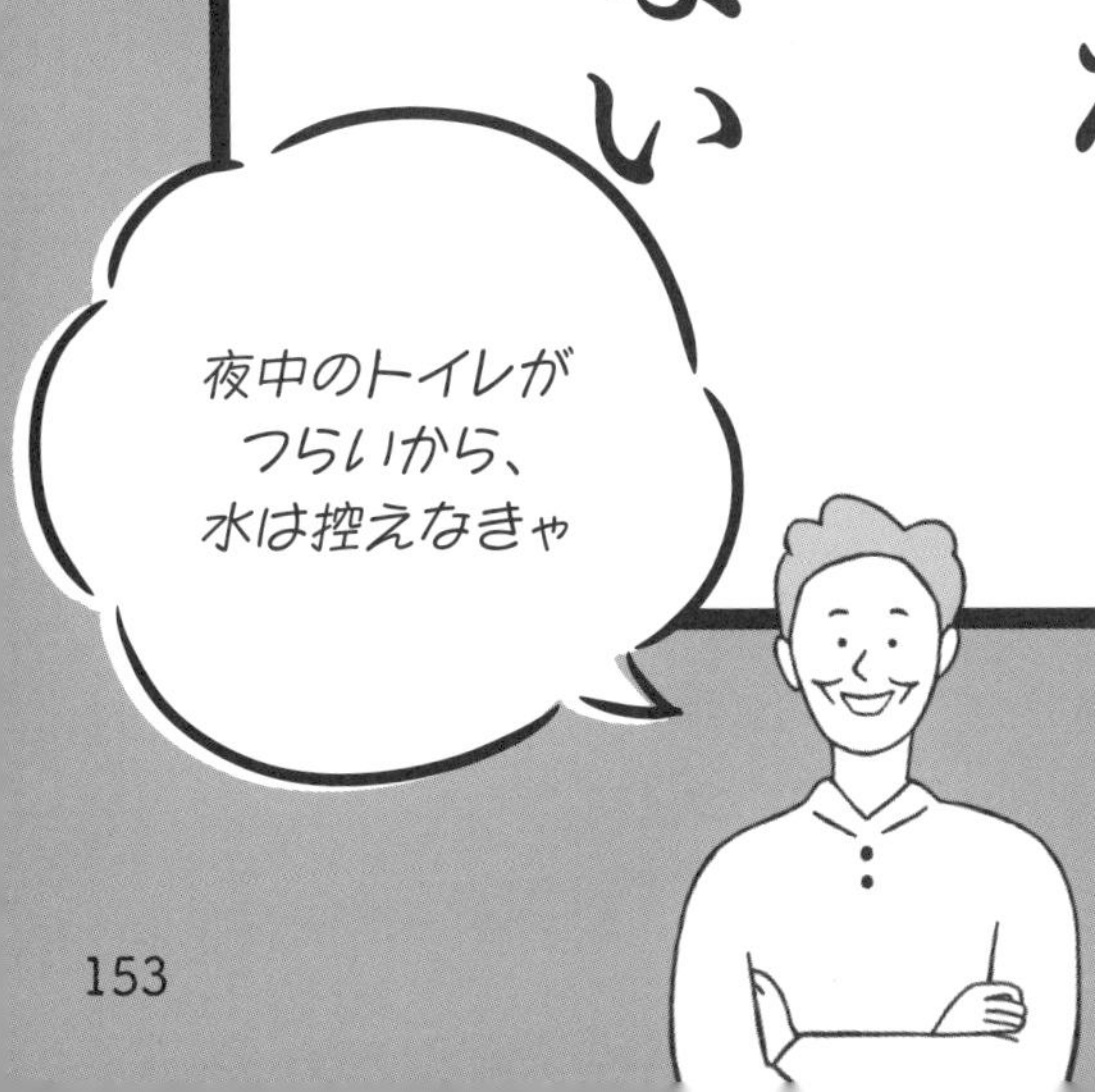

BAD

極端な水分制限は脱水を引き起こす

排尿トラブルを回避するために水分を控えるのは賢明ではありません。体の水分が不足すると、血液が濃くなるため、血液をろ過する腎機能に負担をかけたり、水分補給ができない就寝中は血管を詰まらせる要因になったりします。また、熱中症対策として十分な水分補給は不可欠です。

加齢による頻尿や尿漏れの主な原因は、男性の場合、前立腺肥大症による過活動膀胱で、女性の場合は、過活動膀胱と骨盤底筋の衰えによるものです。いずれも、薬物療法や生活療法で改善が期待できるので、むやみな水分制限はやめましょう。

GOOD
習慣

水分は適量をしっかりとりながら、トレーニングで排尿トラブルを改善

男性と女性では、排尿のしくみは異なりますが、共通する悩みは、頻尿と尿もれです。多くは加齢によるもので、トレーニングによって改善が期待できます。まず、**水分補給は適量をしっかりとります。**また、おなかの脂肪が膀胱を圧迫して、頻尿や尿もれを起こすこともあるので、**肥満解消も必要**です。

頻尿は、膀胱が勝手に収縮する「過活動膀胱」や、膀胱の筋肉が硬くなってためられる尿量が減ってしまったことで起こるため、**膀胱トレーニング**（156ページ参照）で、排尿のタイミングをコントロールできるようにします。

尿もれには、膀胱や尿道などの臓器を支える骨盤底筋群の衰えが影響しているので、**骨盤底筋トレーニング**（156ページ参照）でこれらの筋肉を鍛えます。尿道を締める筋力の衰えにより排尿後に〝ちょいもれ〟する男性や、女性に多いおなかに力を入れたときに〝ちょいもれ〟する腹圧性尿失禁に効果的です。

頻尿・尿もれを改善する方法

水分はとり過ぎも、とらないのも問題

- 水分は一度にたくさんではなく、こまめに少量ずつとる。できれば常温がよい。
- 夜中にトイレに起きやすくなるので、寝る直前は水分をとらない。起床したらコップ1杯の水を飲む。
- 利尿作用があるカフェインが含まれるコーヒー、緑茶、紅茶は頻繁に飲まない⇒飲むなら水、麦茶、ノンカフェイン飲料にする。
- 利尿作用のあるカリウムを含むビール、ワイン、紹興酒などのアルコールや、カリウムが多い野菜や果物のジュースなどは飲み過ぎない⇒カリウムの少ないお酒は日本酒、焼酎、ウイスキー（適量を守る）。

☆1日にとるべき水分量は1～2ℓ。

骨盤底筋トレーニング

尿道を締める働きをする骨盤底筋を鍛えると、排尿コントロールや尿もれ防止に役立つ。トレーニングは家事の合間、電車の中でもできる。いすに座って行ってもOK。

☆1と2を10回くり返す。

1

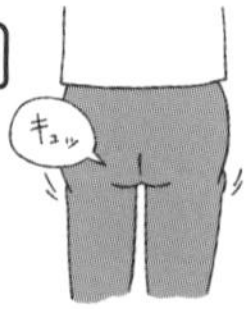

女性⇒肛門と膣を縮めて5秒間キープ
男性⇒肛門を締め、陰のうを引き上げる

2

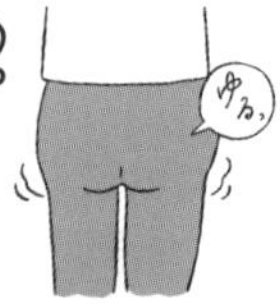

縮めた筋肉をゆるめる

膀胱トレーニング

尿意を感じてもすぐにトイレに行かず、5～10分ほど我慢してから行くと、膀胱の尿をためる量を増やすことにつながり、排尿のタイミングをコントロールしやすくなる。

GOOD or BAD?

ベッドに入ってから スマホで 情報チェック

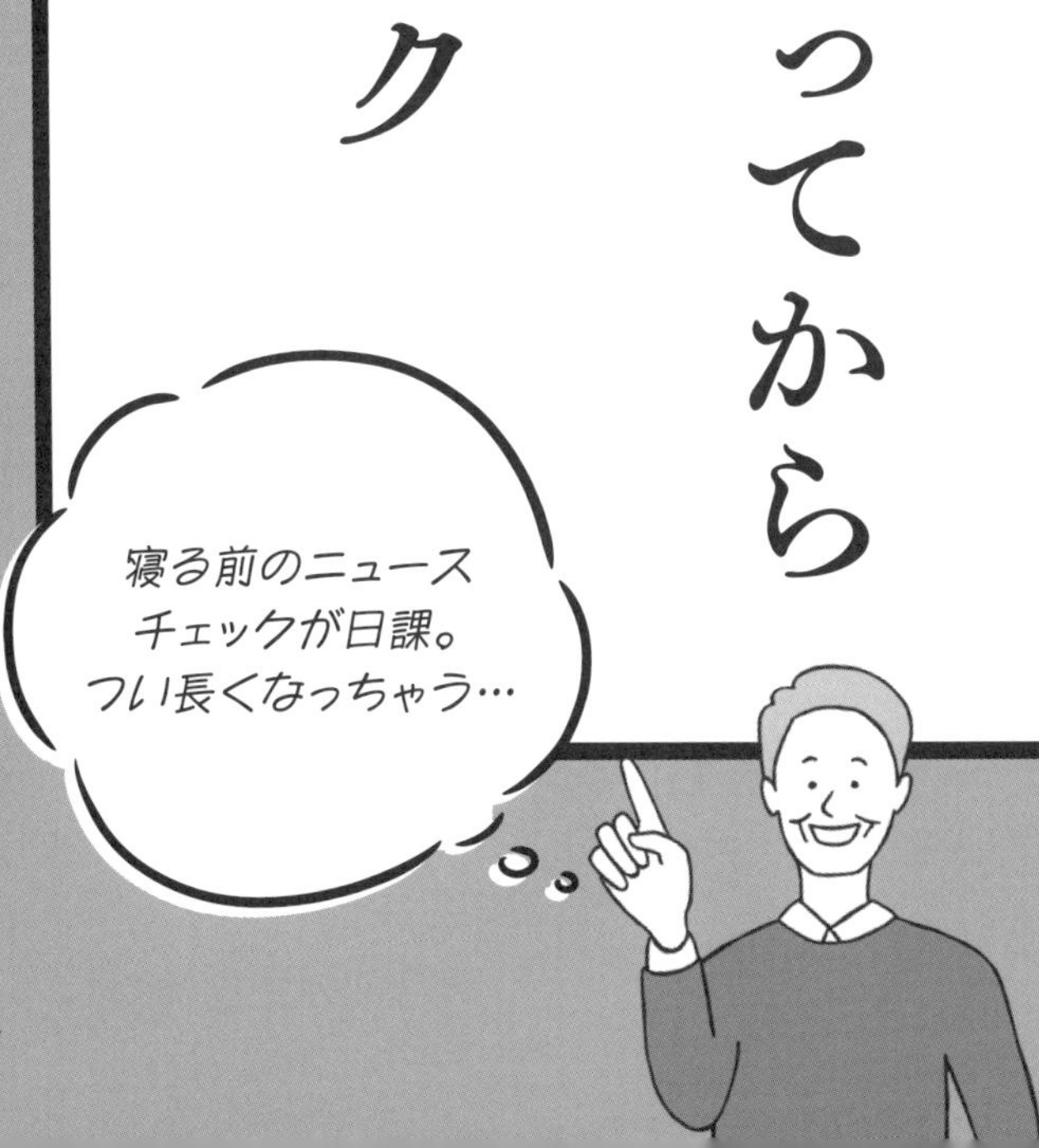
寝る前のニュース
チェックが日課。
つい長くなっちゃう…

BAD

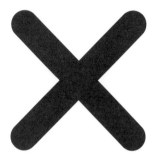

夜のブルーライトは睡眠リズムを乱す

スマートフォンやパソコン、LED照明などにはブルーライトという青い光が含まれていますが、この光には、脳を覚醒させる作用があります。

実は、太陽光にもブルーライトは含まれています。そのおかげで、起床時に太陽光を浴びると、体が目覚めてくるのです。太陽光のブルーライトは体内時計に作用して、日中は活動、夜間は休息というリズムをつくっているのです。

そのため、夜間にブルーライトを浴びる(見る)と、体内時計が乱れて、寝つきが悪くなる、途中で目が覚めるなど睡眠の質を下げてしまいます。

GOOD習慣

スマホの使用は寝る1時間前までに。就寝前の新しい習慣をつくろう

スマホもパソコンも生活必需品となった今、ブルーライトと上手につき合っていくことも必要ですが、夜間の使用には注意が必要です。

まずは、**スマホは就寝1時間前まで**と決めましょう。ブルーライトの青い光を、就寝間際まで見ていると、その**覚醒作用によって、よい睡眠がとれなくなり**、日中のパフォーマンス（活動度）も低下するからです。

大事なのは、ベッドに持ち込まないことです。枕元に置くと、ちょっと時刻を見るくらいならいいだろうと、手に取ってしまう可能性があるからです。スマホのアラームを目覚まし時計にしないことも必要でしょう。

「就寝直前のスマホ」をやめるには、別の〝何か〟を見つけるのがベストです。情報チェックはベッドに入る前にすませて、ゆっくりと読書や音楽鑑賞、瞑想やストレッチ、日記など、アナログの楽しみを見つけることをおすすめします。

ブルーライトとの
上手なつき合い方

スマホやパソコンの使用時間をできるだけ少なくすること、目に負担をかけ過ぎないために、正しい姿勢や環境で見ることも大事です。

スマホの
夜間使用は
就寝1時間前
までにする

画面から
30センチ以上
離れて見る

スマホを
ベッドに
持ち込まない

手持ち無沙汰
だからといって、
スマホを見ない

特に夜間は
ブルーライト
カット眼鏡を
使用する

スマホの設定画面から、
画面の光の色（色温度）、
明るさ（輝度）を下げて
ブルーライトを抑える

スマホや
パソコンの画面を
長時間見続けない。
1時間おきに
15分くらい画面から
離れる

GOOD or BAD?

ウォーキングでストレス解消

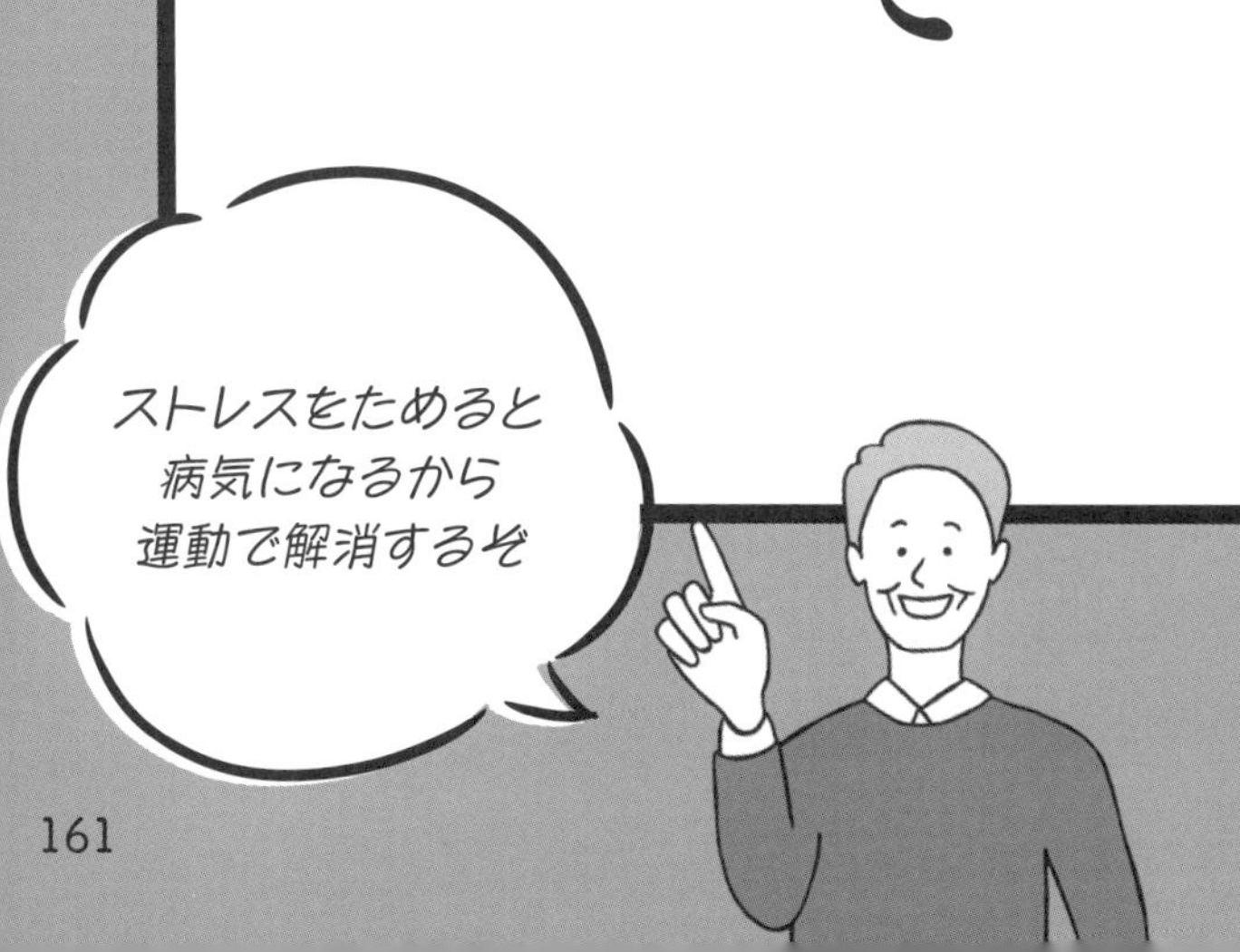
ストレスをためると
病気になるから
運動で解消するぞ

○

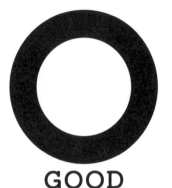

GOOD

ウォーキングは幸せ伝達物質を分泌させる

ウォーキングは、体の血液循環をよくしたり、心肺機能を高めたり、さまざまな健康効果が期待できますが、実はストレス解消にも効果があります。

それは、3つの神経伝達物質が分泌されるからです。精神を安定させ、ストレスをやわらげる「セロトニン」や、満足感や幸福感を高める「エンドルフィン」が分泌されます。

また、「今日もウォーキングした」と頑張ったことを感じると、ドーパミンが分泌され、爽快感を得ることができます。ウォーキングは、気軽にできるうえに、ストレス解消できるのでおすすめです。

BAD習慣

ストレスを解消せずにため込むと体にさまざまな悪影響を及ぼす

適度なストレスは、やる気や意欲の原動力になりますが、強いストレスを長く抱え込むと、内臓の働きや体温などをコントロールしている自律神経の交感神経と副交感神経のバランスが維持できなくなります。また、副腎からコルチゾールというストレスホルモンが分泌されます。

その結果、高血圧や糖尿病を招いたり、血管に負担がかかり動脈硬化から心筋梗塞や脳卒中など命に関わる病気が起こりやすくなります。また、がんのリスクを高くするほか、うつ病の発症にもつながります。

このように**ストレスは全身に悪影響を及ぼすので、病気を防ぐためにも、ストレスはため込まないことが一番。**その点、ウォーキングは誰でも手軽にできるストレス解消法の1つとしておすすめです。そのほかにも、自分なりのストレス解消法（164ページ参照）を見つけて実践しましょう。

ストレス解消法いろいろ

人によってストレス解消法は異なりますが、以下のものを参考にして、
上手にストレスを解消しましょう。

笑う

笑うと副交感神経が優位になり、ストレスホルモンのコルチゾールの分泌が減少する。また、幸せを感じる神経伝達物質のエンドルフィンが分泌される。

旅行

環境を変えることで気分がリフレッシュする。旅先でのんびり景色を楽しんだり、温泉に入るなどすると心身もリラックス。

運動

ウォーキングや軽いジョギング、サイクリングなど、一定のリズム運動は、精神を安定させるセロトニンを分泌させる。

歌う

歌うことで副交感神経が優位になり、セロトニン、エンドルフィン、ドーパミンの3つの神経伝達物質が分泌される。

おしゃべり

気の合う人とおしゃべりをすると気分がスッキリ。自分の思いや感情を伝えることで、上手にストレスが解消できる。

趣味

楽器を演奏する、絵を描く、バードウォッチング、DIYをするなど、自分の好きなことに夢中になることで、心をからっぽにできる。

こんなストレス解消法は気をつけて！

○お酒を飲む……気の合う人や家族と楽しく飲むのはよいですが、飲み過ぎは禁物。かえって健康を損なう。

○買い物をする……買い物をすると高揚感や幸福感を得られるが、衝動買いをしたり、ネットショッピングでどんどん買い物をしてお金を使い過ぎると、お金のことがストレスに。

○インターネットをする……情報収集やSNSでいろいろな人とコミュニケーションをとるのはよいが、度が過ぎるとネット依存症になることもあるので注意。

GOOD or BAD?

モノは何でも とりあえず 床に置く

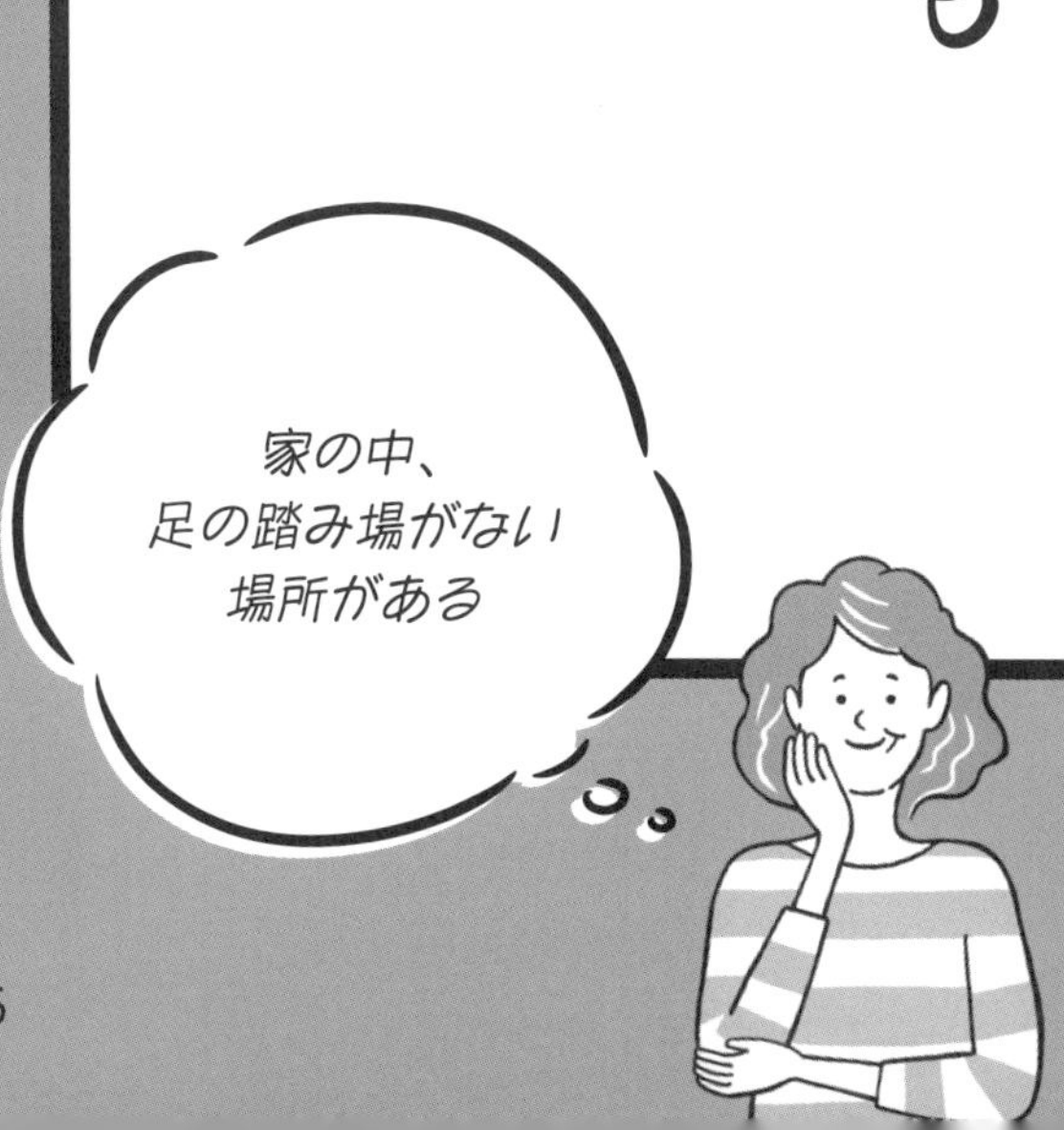

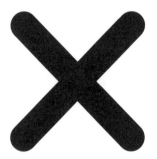

BAD

転倒で要介護になったり、亡くなることも

年をとると、床のモノにつまずいて転倒する危険があるので要注意。転倒から、大腿骨や足を骨折したり、頭を強く打ったりして、要介護状態になるケースは少なくありません。

また、高齢者の場合、家の中での転倒で亡くなることもあります。家庭内事故で亡くなるのは、交通事故死亡者の約4倍。そのうち9割が65歳以上です＊。

あとで片付けるからと、モノを床に置いたり、モノを積み重ねたりするのは、安全なはずの家の中を自ら危険な場所にしています。少しの段差でも命とりなので、十分気をつけましょう。

＊「人口動態統計　2021年」（厚生労働省）

GOOD
習慣

家の中で安全に暮らせるように整理したり、手すりをつけたりする

家庭内事故を防ぐには、事故が起きにくい家にすることが大切です。モノを何でも床に置かず、きちんと整理整頓し、床にはつまずくものがないようにします。また、高齢者の家庭内事故で亡くなる原因として、浴槽ですべって溺死、浴室での転倒、階段からの転落などがあります。転倒、転落を防ぐためには、浴室、階段、トイレ、廊下、玄関などに手すりをつけることが望ましいでしょう。また、転倒防止のために、滑りやすいスリッパは履かないこと、夜中にトイレで起きたときには電気をつけて足元を明るくすることも大切です。慣れている階段も、足腰が弱くなると踏み外したり、すべったりしがちです。電気をつけ、しっかり手すりにつかまり、慎重に上り下りするようにしましょう。

住み慣れた我が家も、年をとると危険がいっぱい。事故の要因となるものは、できるだけ排除したり、工夫して改善したりすることです。

家庭内事故に注意

家庭内事故は、骨折やけがから要介護状態になるリスクが高くなります。また、家庭内で起きる死亡事故は、65歳から79歳が約31％、80歳以上が約57％と約9割が高齢者。自分の家だから大丈夫という過信は禁物です。

浴室

転倒、浴槽での溺死、シャワーなどによるやけど、ヒートショック（脱衣所と浴室の寒暖差で起こる脳卒中や心筋梗塞）など。

対策

・浴槽の底に滑り止めをつける。
・浴室に手すりをつける。
・食後すぐの入浴、アルコールが抜けないうちの入浴は避ける。
・脱衣所を暖め、浴室との温度差をなくす。
・浴槽から急に立ち上がらない。

窒息

おもちが詰まって窒息。

対策

・おもちは小さく切る。
・よくかんでから飲み込む。

調理中の着火

コンロの火が衣服に着火することでやけど。

対策

・袖口をまくり、着火しないようにする。

転倒・転落

つまずいての転倒、階段からの転落、ベランダや窓から誤って転落。

対策

・家の中を整理整頓する。
・階段に手すりや滑り止めをつける。
・玄関や廊下などに手すりをつける。

要支援・要介護の人がいる場合
浴槽や階段、廊下の手すりを介護保険でつけられる

家族に、介護保険の介護認定で、要支援1・2、要介護1～5に認定された人がいる場合、要介護度に関係なく住宅改修の費用としてかかった費用の9割（一定所得以上の人は8割）が支給されます。トイレや浴槽、玄関、廊下などに手すりをつけるときにも適用されます。支援限度額は20万円です。

GOOD or BAD?

年に1度は健康診断を受ける

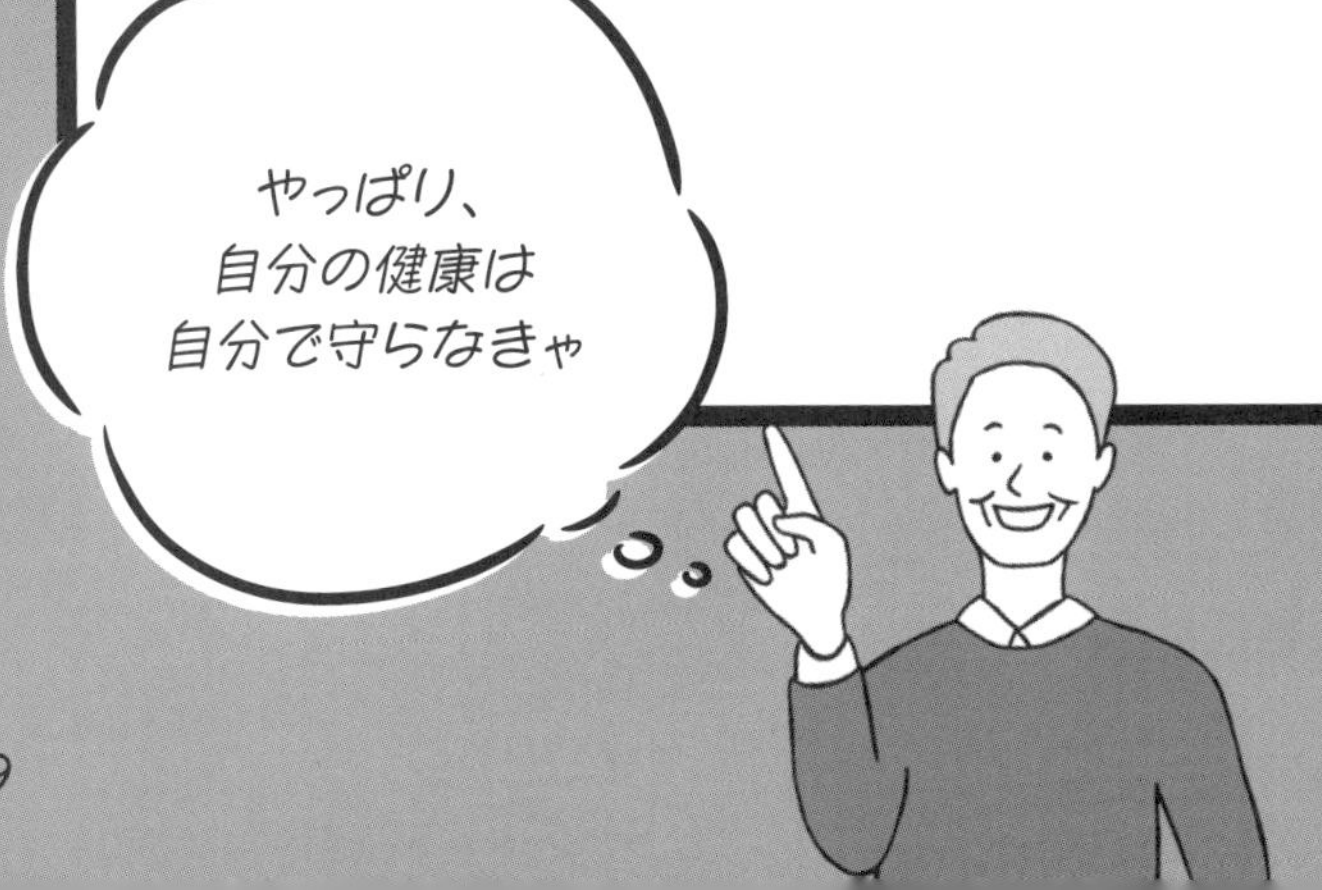

GOOD

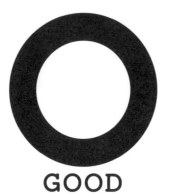

健康診断は
体を総点検するチャンス

人生100年時代、元気な高齢期を過ごすには、60代からの健康管理が大切です。これまで病気とは縁のなかった人も、年に1度は体の総点検を兼ねて、健康診断を受けましょう。

病気の発見はもとより、毎年受けることによって体の状態や変化がわかるので「病院に行くほどではない」段階で、改善点に気づくことができます。

職場や自治体から健診の案内が届いたら、今後の健康づくりのために、必ず申し込みましょう。また、体を詳しく調べるためには、人間ドックの利用もおすすめします。

BAD習慣

健診を受けないと病気の発見が遅れる受けても受けっぱなしでは何にもならない

健康診断を定期的に受けていないと、病気の早期発見・早期治療ができません。病気の発見が遅れると、治療に長い時間がかかるほか、お金もかかります。

健康寿命をのばすには、年に1度は健康診断を受けて、自分の体の状態を把握しておくことが大切です。定期的に受けることで、前回、前々回の数値と比べて悪くなっているか、改善できているかもわかります。健康診断を受けても、受けっぱなしでは意味がありません。基準値内でも、たとえば悪玉のコレステロールが増えている場合は、食生活や運動を見直し、改善すること。また、糖尿病でいつも検査をしているから健診は必要ないというような人がときどきいますが、通院先では持病に関連した検査しか行わないので、全身の検査である健診は必要です。

なお、健康診断で「要再検査」の通知がきたら、怖がらずにきちんと再検査を受けましょう。

自治体が実施している健診・検診

自治体から健康診断の案内が届いたら、必ず受けましょう。
なお、職場で健康診断がある人は、それを受けてください。

※健診→総合的な健康診断、検診→特定の病気かどうかを調べる検査

基本的な健康診断

基本的な項目

- 身体計測（身長、体重、BMI、腹囲）
- 血圧測定
- 身体診察
- 検尿（尿糖、尿たんぱく）
- 血液検査（脂質、血糖、肝機能）
- 問診

詳細な健診の項目

医師が必要と認めた場合

- 心電図
- 眼底検査
- 貧血検査

がん検診

厚生労働省HPより一部改変

種類	検査項目・対象者	受診間隔
胃がん検診	問診、胃部エックス線検査または胃内視鏡検査。50歳以上（当分の間、胃部エックス線検査については40歳以上に対し実施可）	2年に1回（当分の間、胃部エックス線検査については年1回実施可）
子宮頸がん検診	問診、視診、子宮頸部の細胞診および内診。20歳以上	2年に1回
肺がん検診	質問（問診）、胸部エックス線検査および喀痰細胞診。40歳以上	年1回
乳がん検診	問診およびマンモグラフィ。40歳以上	年1回
大腸がん検診	問診および便潜血検査。40歳以上	年1回

※詳細は住んでいる市区町村に問い合わせてください。

その他（自治体によって異なる）

- 肝炎ウイルス検査
- 骨密度検査
- 歯周病健診
- 人間ドック、脳ドックの助成など

※モデル事業として、体力測定や認知機能検査も取り入れている場合もある。

Part3

ポジティブライフのための知識

年をとった今だからこそ、
できることもたくさんあります。
「やりたいことをする」ための手段として
どう生活すべきか、
何に注意すべきかを知っておきましょう。

人生をポジティブに生きるには

好奇心、感性、笑顔、目標、感謝の気持ちを持って

年を重ねるごとにマイナスな気持ちを持つ人は少なくありません。それは、年をとるにつれ「できない」ことが増えていくという不安があるからでしょう。

でも、そういう気持ちが「もう年だから」と何事にも消極的にさせてしまいがち。気づかないうちに不（負）健康サイクルに陥ってしまうことになりかねません。

まずは、これからの人生をポジティブに考えましょう。人生１００年時代、実際の**百寿者は、「好奇心」「感性」「笑顔」「目標」を大切にしている**といいます。**また、ありのままの自分を受け入れ、周囲に「感謝の気持ち」を忘れない**ことが幸福感にもつながるといいます。

百寿者の行動や考え方は、「なりたい自分」になれる道しるべになります。ぜひ、真似てみましょう。

健康づくりが第一目標ではない

「やりたいことができる」と「健康」は相互関係にあります。

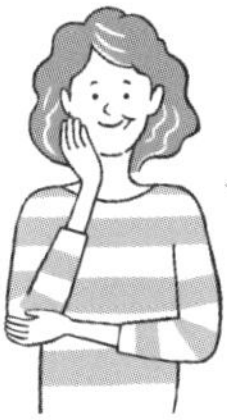

年に1度、友人たちとの温泉旅行が元気の源になっている

毎年楽しむために健康づくりをしよう

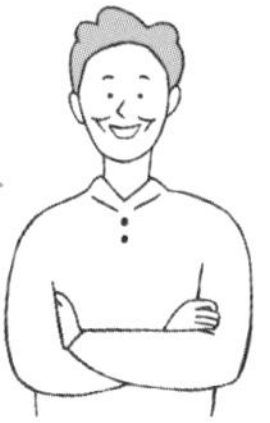

ボランティア活動を続けることが生きがい

ボランティア活動が続けられるように健康づくりをしよう

年齢にふさわしい生活習慣で心身の健康を維持していく

「なりたい自分」を実現するには、病気の予防や管理、加齢スピードを遅くする生活習慣を身につけることが大切です。特に、生活習慣については、60歳からの健康常識は中年期の健康常識とは異なります(20ページ参照)。年齢にふさわしい生活習慣を心がけましょう。

こうした心がけをしていれば、やりたいことができ、それを持続・達成するために、また前向きな気持ちで生きていくことができるという、ハッピーサイクルが生まれます。

できることから始める

自分の生活を「見える化」する

いつまでも元気に過ごしていくには、自分自身のことをよく理解する必要があります。まず、毎日自分の体のデータと、食事内容、歩数、外出や会話の有無を記録することを始めましょう（177ページ参照）。ノートやパソコン、スマートフォン、スマートウォッチなど、どんな記録法でもかまいません。

自分の生活を「見える化」すると、10の食品群（48ページ参照）でいつもとれていない食品群は何か、歩数が少ない、人と会話しない日もあるなど、何を改善すべきかが見えてきます。

足りない食品群をとるようにしたり、歩数を増やすために少し遠くの店まで買い物へ行ったり、人と積極的に会話するようになったりすることで、体のデータも自然とよくなるでしょう。その記録も目で確認できるため「やればできる」という達成感が生まれます。心身の健康につながる生活を無理なく長続きさせることができます。

毎日の生活を記録

健康維持のために、自分の体のデータ（体重、血圧など）、
食事内容、運動や社会活動の有無などを毎日記録しましょう。

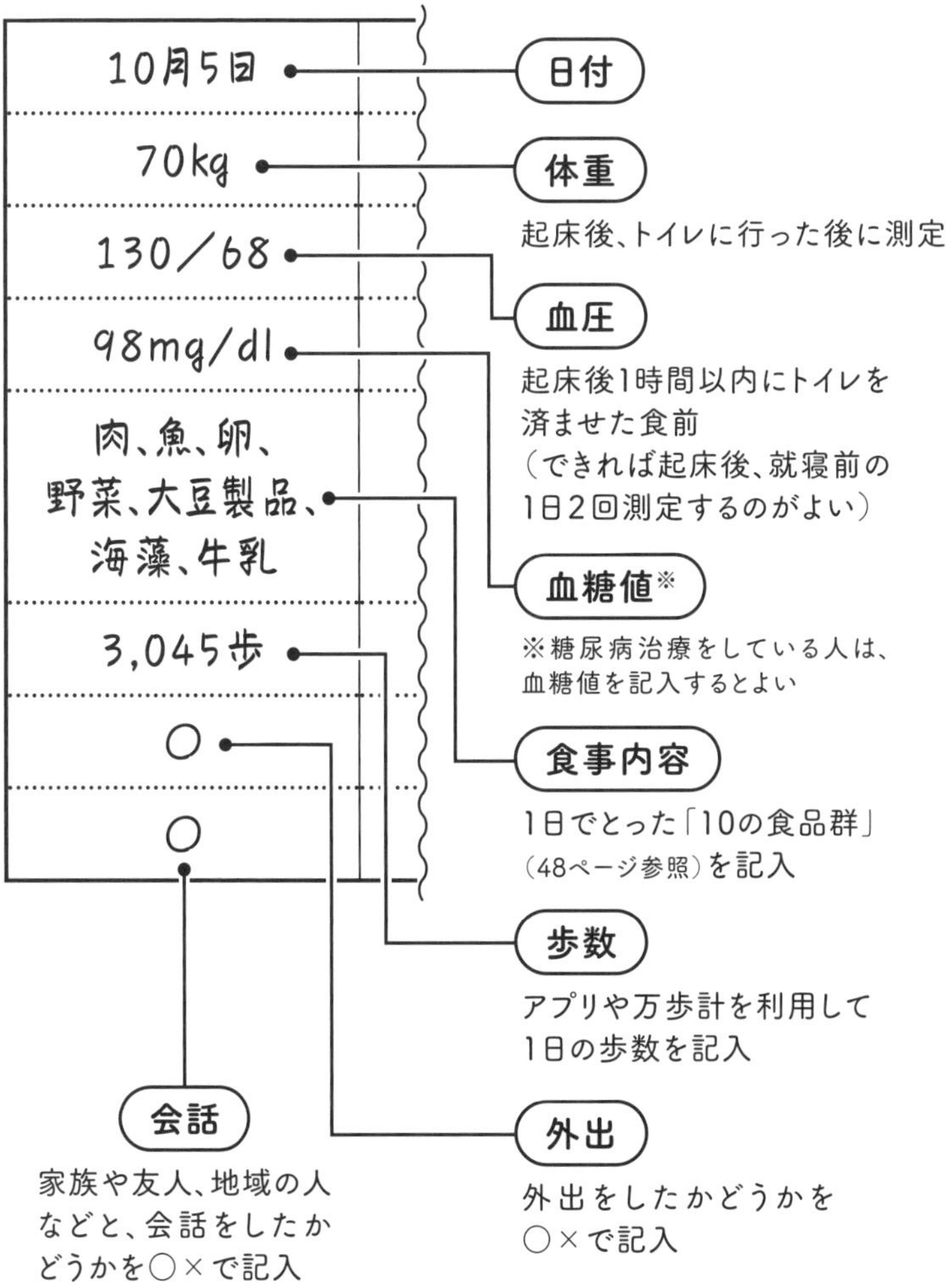

10月5日
日付
70kg
体重
起床後、トイレに行った後に測定
130／68
血圧
98mg/dl
起床後1時間以内にトイレを済ませた食前（できれば起床後、就寝前の1日2回測定するのがよい）
血糖値※
※糖尿病治療をしている人は、血糖値を記入するとよい
肉、魚、卵、野菜、大豆製品、海藻、牛乳
食事内容
1日でとった「10の食品群」（48ページ参照）を記入
3,045歩
歩数
アプリや万歩計を利用して1日の歩数を記入
○
○
会話
家族や友人、地域の人などと、会話をしたかどうかを○×で記入
外出
外出をしたかどうかを○×で記入

小さな目標をクリアしよう

まずは、「これならできそう」という目標を掲げて、生活の中で実行しましょう。

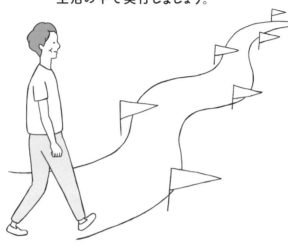

「これならできる」を1つずつ実践

毎日の生活の記録から改善すべき生活習慣を見つけて実行する以外にも、かかりつけ医や保健師、専門家と相談して、どんなことを改善すべきかアドバイスしてもらうのもよいでしょう。

なお、最初から大きな目標を掲げると「絵にかいた餅」になってしまいます。**まずは自分ができそうなことを1つ掲げ、それをクリアしましょう。**あれもこれもやろうとせず、1つずつクリアしていくことが大切です。健康は小さな一歩からつくりましょう。

生活習慣の改善例

食事

1日1食は肉を食べる

元気がわいて疲れにくくなった気がする

野菜から食べるように

肥満体型だったのに体重が減ってきた

お酒

お酒の買い置きをやめた

缶ビール1本だけ買う習慣に慣れて、飲み過ぎなくなった

たばこ

禁煙外来で薬を処方してもらった

薬でたばこがおいしく感じなくなり、スムーズに禁煙できた

運動

公園や近所をひと回りしてから、スーパーに買い物へ

おなかがすくようになった

積極的に家事をして、こまめに体を動かすように

家族からも感謝され、家事をするのが楽しくなった

社会参加

市役所で合唱サークルを紹介してもらい、週1回参加するように

大きな声を出すのはストレス解消に

シルバー人材センターに登録し、植木の手入れの仕事を始めた

得意な仕事をしてお金をもらえてうれしい

慢性疾患と上手につき合う

生活習慣の改善と適切な治療で血圧を上手に管理

年をとると、病気の1つや2つはあったりしますが、重要なのは病気を悪化させずに自分らしい生活を続けられるようにすることです。例えば、高血圧症は高齢者に多い病気で、**65歳以上のおよそ70%は高血圧**といわれています。これは、加齢によって血管の弾力性が低下して血管が硬くなり、血管に強い圧力がかかって血流が悪くなるためです。でも、「誰でも年をとったら血圧は上がるものだから」と**放置をするのは禁物。心筋梗塞や脳梗塞などを引き起こすリスクが高くなります。**

60歳を過ぎたら、血圧管理を行うことが重要です。塩分過多の食生活や運動不足の改善、禁煙、家の中での温度差をなくすなど、血圧を上げない生活を心がけましょう。また、高血圧と診断された人は、**適切な治療を受ける**ことが大切です。**未治療は、認知機能低下につながる**ともいわれています。

家庭での血圧の測り方

毎日、血圧を測定して記録する習慣をつけましょう。
自分の平常時の血圧を知ることは重要です。

〈上腕にカフを巻く血圧計の場合〉

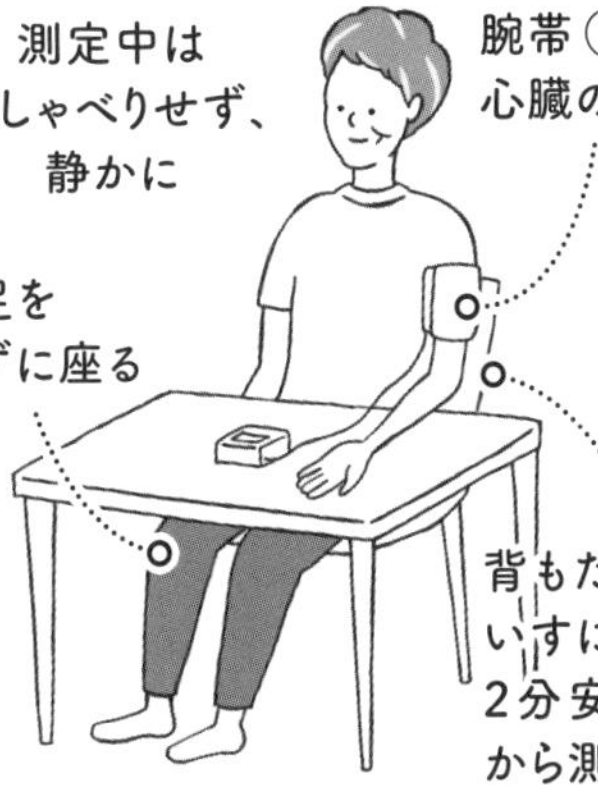
測定中は
おしゃべりせず、
静かに
腕帯(カフ)は
心臓の高さに巻く
足を
組まずに座る
背もたれのある
いすに座り、1～
2分安静にして
から測定する

朝 起床して1時間以内で、排尿後、朝食や薬の服用前に2回測定。

夜 就寝前に2回測定。

これはNG

- 運動後すぐの測定。
- 寒さ、暑さを我慢しての測定。

朝と夜、2回ずつ測定し、上と下の血圧の平均値を毎日記録する。
医療機関を受診する際は、家庭内血圧の記録を持参して
医師に見せると、適切な治療につながる。

例)

朝	
1回目	138/80
2回目	136/76
平均	137/78

夜	
1回目	128/70
2回目	126/68
平均	127/69

家庭内血圧での「高血圧」診断基準

収縮期血圧(上の血圧)
135mmHg以上

かつ/または

拡張期血圧(下の血圧)
85mmHg以上

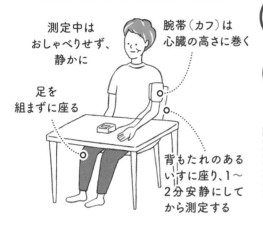

食事と運動で血糖値をコントロール

年とともに高くなりやすいのは、血圧値だけでなく、血糖値もそうです。**日本の糖尿病患者の3分の2は60歳以上**といわれています。なぜ、高齢者に多いかというと、加齢によって細胞や筋肉にブドウ糖を取り込む手助けをするインスリンの分泌量が低下したり、活動量が減って筋肉量が減少したりしてインスリン抵抗性（インスリンの働きが悪くなる）が強くなるからだと考えられています。

糖尿病の初期は自覚症状がほとんどなく、気づいたときには病気がすでに進行していることが少なくありません。高血糖状態が続くと、動脈硬化から心筋梗塞や脳梗塞になるリスクが高くなります。また、血管が傷つくことで神経障害、網膜症、腎症などの合併症が起こります。

高齢者の糖尿病は、認知機能障害を発症しやすく、うつ、ADL（移動、食事、着替え、排泄、入浴などの日常生活動作）の低下、フレイル（22ページ参照）などにもなりやすいといわれています。

糖尿病は発症すると完治が難しいので、**生活習慣や適切な治療で血糖を上手にコントロール**し、病気を悪化させないようにしましょう。なお、高齢者の場合、糖尿病の薬が効き過ぎたり、食事や運動のしかたによっては低血糖になることもあるので要注意です。

これならできる！カンタン血糖管理術

食事 ▶食べ過ぎを防ぐ

- ゆっくりよくかんで食べる
- 腹八分にし、食べ過ぎない
- 1日に野菜の小鉢を5つとる
- 食後はすぐに歯を磨き、ダラダラながら食いしない
- コーヒーはブラックに、甘い飲み物はお茶か水に

運動 ▶運動量を増やす

- 近くなら、車やバスは利用せずに歩く
- ウォーキングは歩幅を広くして歩く
- 簡単な筋トレ（92ページ参照）を行う
- 床掃除、風呂掃除、窓拭きなど、家事でこまめに体を動かす
- ややきついと感じる、運動を行う

■高齢者糖尿病の血糖コントロールの目標（HbA1c値）

健康状態／認知機能正常かつADL＊自立			
重症低血糖が危惧される薬剤（インスリン製剤、SU薬、グリニド薬など）の使用	なし	7.0％未満	
	あり	65歳以上75歳未満	75歳以上
		7.5％未満（下限6.5％）	8.0％未満（下限7.0％）

＊日常生活を送るための基本的動作（着衣、移動、入浴、トイレの使用など）

出典：日本糖尿病学会「糖尿病診療ガイドライン」より作成

社会とつながることで心が元気に

社会とつながることで幸福度がアップ

社会や人とのつながり（社会参加）を持つことは、生きる活力になり、人生を豊かにしてくれます。それには、**年齢や健康状態の変化に合わせて社会参加のカタチを変えていく**ことも大切です。健康で自立した生活を送ることができるうちは、働いている人も多いと思います。それが負担になったらパートに切り替え、空いた時間にボランティアや趣味へと社会参加を移行するのもよいでしょう。それもつらくなったら、さらに身近な友人や近所の人とのつき合いへと社会参加するようにします。要介護状態になっても、デイサービスを利用することで社会参加は継続できます。

自立した生活に必要な能力（185ページ下図参照）は、年とともに低下していきますが、社会的役割はほかより早期に低下していく一方で、**社会的役割の喪失が少ないほど、「幸福度」を高く持って生活できる**ことがわかっています。

健康度に応じて社会参加は継続できる

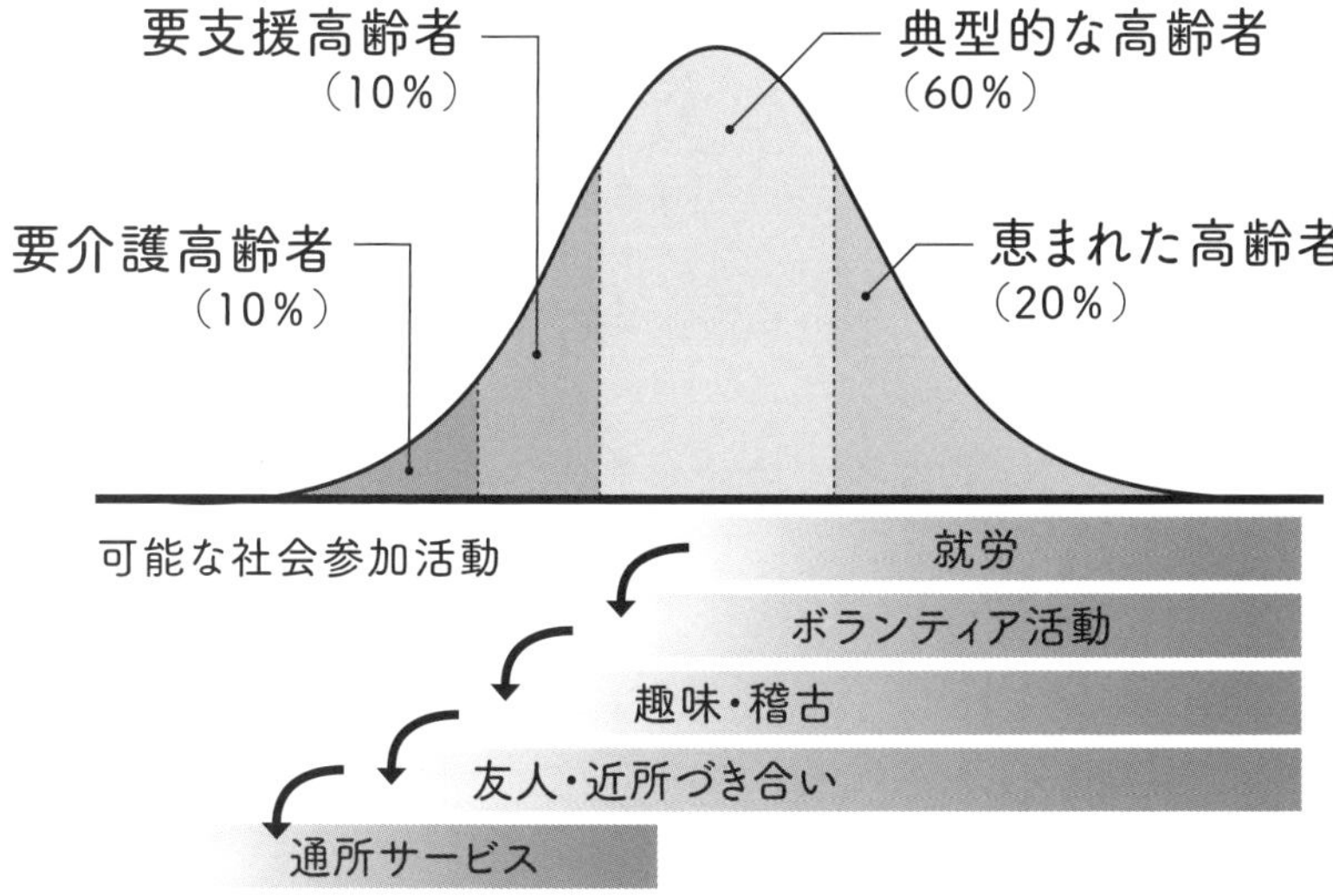
要支援高齢者
（10％）
典型的な高齢者
（60％）
要介護高齢者
（10％）
恵まれた高齢者
（20％）
可能な社会参加活動
就労
ボランティア活動
趣味・稽古
友人・近所づき合い
通所サービス

出典：藤原佳典「高齢者のシームレスな社会参加と世代間交流：ライフコースに応じた重層的な支援とは」『日本世代間交流学会誌』4（1）：17-23（2014）

人の手を借りずにイキイキと一人暮らしをするための最低限の能力

手段的自立	ひとりでの外出や買い物、食事の用意、請求書の支払い、銀行などでのお金の出し入れができる
知的能動性	年金などの書類の記入、新聞・本・雑誌などが読める、健康についての記事や番組に関心がある
社会的役割	友人の家を訪ねる、家族や友人の相談にのる、病人を見舞う、若い人に自分から話しかけることができる

出典：古谷野亘、柴田博、中里克治ほか／「地域老人における活動能力の測定：老研式活動能力指標の開発」『日本公衆衛生雑誌』34(13)109-114（1987）より改変、作成

生きがいの育ち方

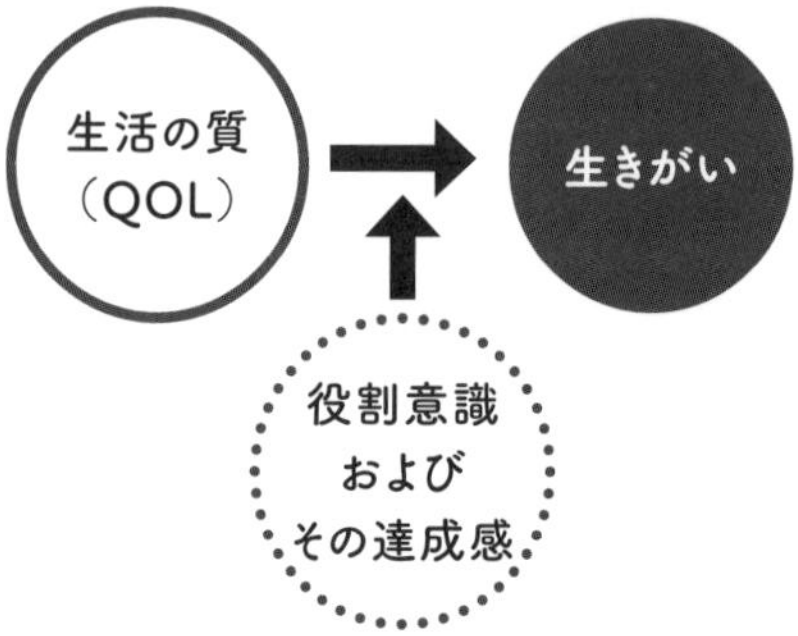

生活の質
（QOL）
生きがい
役割意識
および
その達成感

高齢者の社会貢献内容

- 有償労働（自営や専門的仕事）
- 相互扶助
- 無償労働（家庭菜園、家事など）
- 保健活動（セルフケア）
- ボランティア活動

出典：生活・福祉環境づくり21、日本応用老年学会『ジェロントロジー入門』社会保険出版社（2013）

「仕事」は生きがいに通じる

社会参加のカタチとして就労があります。働いて賃金を得る**就労をしている人は、就労していない人よりも将来の生活機能の低下を抑制する**ことがわかっています。就労によって得られるやりがい、報酬を得る喜びが生きがいに通じ、健康にプラスになるのかもしれません。無理のない範囲で有償労働するのは、社会参加、健康維持のためにもよいでしょう。なお、ボランティアや地域活動の基本は無償労働ですが、これも立派な仕事です。社会に役立つ仕事をしているということが、生きがいになっている人は少なくありません。

多世代交流で心の健康維持

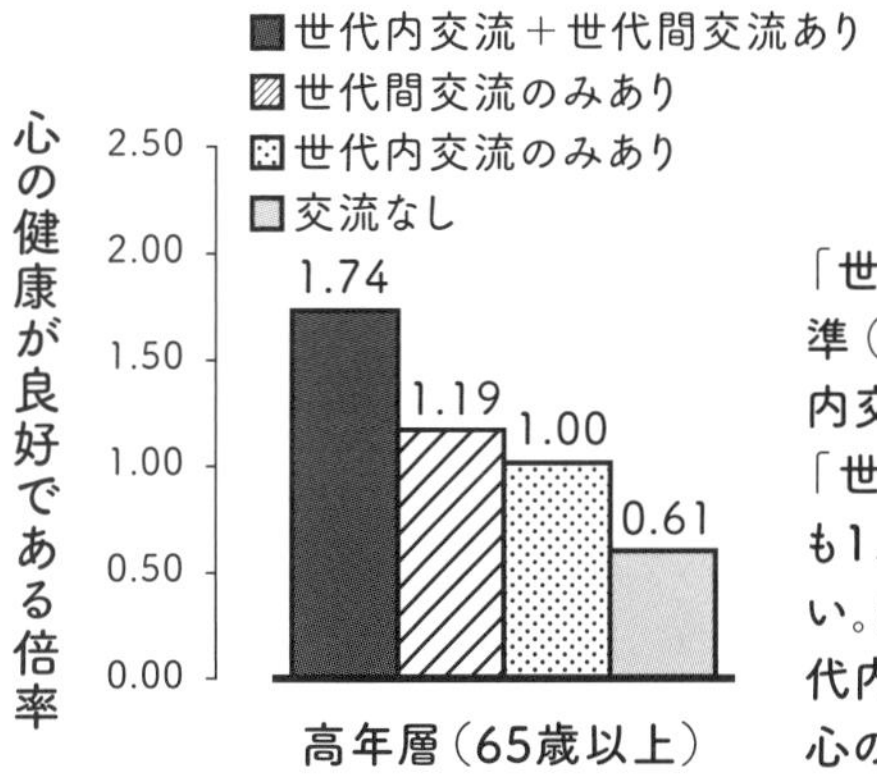
世代内交流＋世代間交流あり
世代間交流のみあり
世代内交流のみあり
交流なし
心の健康が良好である倍率
2.50
2.00
1.50
1.00
0.50
0.00
1.74
1.19
1.00
0.61
高年層（65歳以上）

「世代内交流のみあり」を基準（1.00）にすると、「世代内交流＋世代間交流あり」は「世代内交流のみあり」よりも1.74倍も心の健康度が高い。逆に、「交流なし」だと「世代内交流のみあり」の0.61倍、心の健康度が低くなる。

出典：根本裕太・藤原佳典『日本公衆衛生学雑誌』（2018）
東京都北区と川崎市多摩区の調査より

日本人の場合は、**ＱＯＬ（生活の質）に「仕事」などの役割意識や達成感が加わることで、生きがいを感じる**のではと考えられます（186ページ上図参照）。

世代を問わず交流を

世代を問わず、**家族以外にさまざまな年齢の人と交流がある人は、そうでない人と比べて1・74倍、心の健康度が高い**ということがわかっています（上図参照）。幅広い年齢層の人たちと話をしたり接したりすることで元気や安らぎをもらったりして、前向きな気持ちになることができます。

社会活動に参加したいときは自治体に相談を

社会活動には興味があるけど、どんなものがあるのか、どう参加してよいかわからないという人は、インターネットで調べてみたり、市区町村の役場の窓口に相談してみるとよいでしょう。自治体やNPO法人などが主催しているサロンやボランティアなどを紹介してくれるはずです。高齢者向けの運動教室、茶話会、趣味活動などのサロンはいろいろあります。近所に知り合いがいない、会社の人としかつき合ってこなかったという人は、地域で交流できる人と出会えるチャンスにもなります。興味があるものに一度参加してみましょう。

健康長寿の３本の柱は、「栄養」「運動」「社会参加」ですが、例えば近所の公園で体操するグループに参加するようになると、自然と３本の柱の「運動」と「社会参加」はクリアできます（１８９ページ「運動に関する活動の場合」図参照）。あとは、毎日「10の食品群」（48ページ参照）を７点以上食べることを心がければ、３本の柱が揃います。

このように、**現在行っている活動の内容に、栄養、運動、社会参加の不足している要素を〝ちょい足し〟すると、健康長寿の３本柱がクリアできるので**（１８９ページ参照）、興味のあるものから積極的に参加してみましょう。

活動中のものにプラスすれば健康長寿に

健康長寿の3本柱

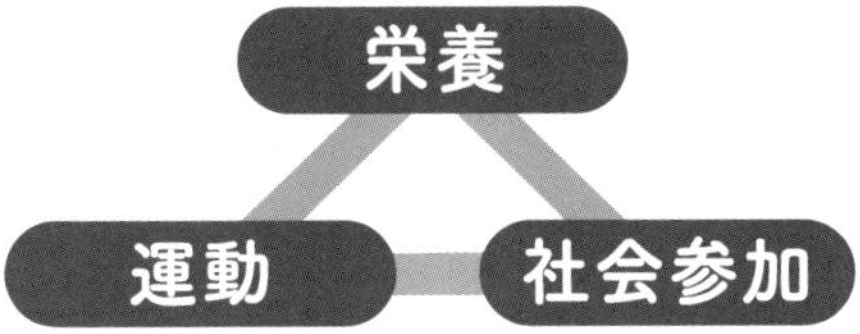
栄養
運動
社会参加

運動に関する活動をしている場合

- 運動・体操教室
- 公園体操
- ラジオ体操
- ウォーキング

など

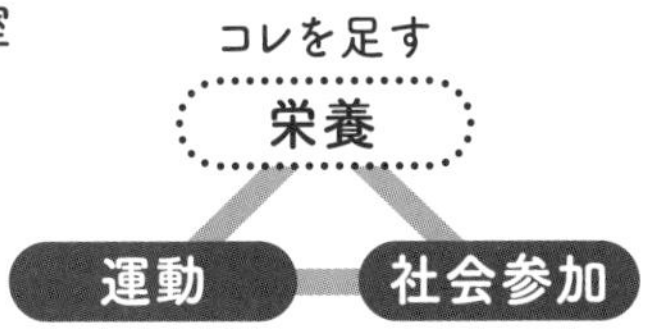
コレを足す
栄養
運動
社会参加

食や栄養に関する活動をしている場合

- 料理教室
- 子ども食堂
- 茶話会
- 食育活動

など

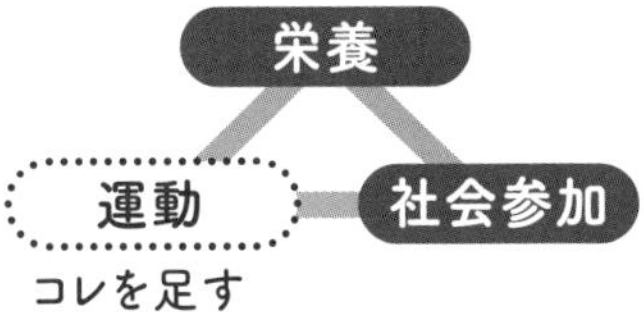
栄養
運動
社会参加
コレを足す

文化系の活動をしている場合

- 趣味活動
- 合唱
- 認知症カフェ*
- 子どもへ本の読み聞かせ

など

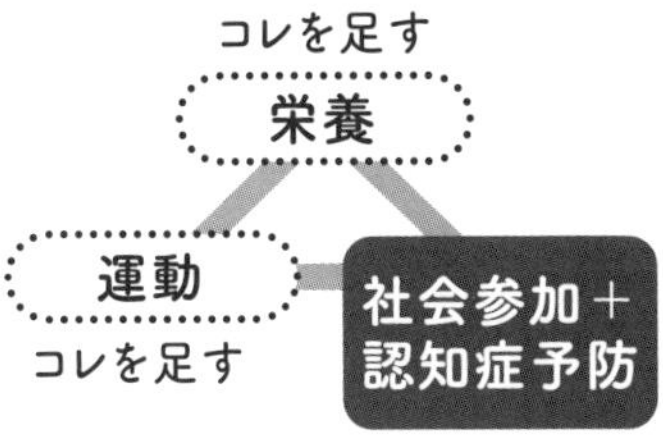
コレを足す
栄養
運動
コレを足す
社会参加＋
認知症予防

＊認知症の人やその家族が地域の人や専門家と相互に情報を共有し、お互いを理解し合う場

ふだんの生活で フレイル・認知機能低下予防

活動的な毎日で認知機能を維持しよう

年とともに「物忘れをするようになった」と感じる人は多いでしょう。認知機能の低下は老化の1つですが、認知機能の低下のしかたには、個人差があります。60歳代で認知機能がかなり落ちている人もいれば、80歳を過ぎても認知機能があまり衰えていない人もいます。

認知機能は、年齢だけでなく、その人の長年の生活習慣も大きく関係するものです。

年をとることを止めることはできませんが、生活習慣は自分で改善することが可能です。その際、活動的な生活環境を心がけるようにしましょう。それは、生活の中で「頭を働かせることができる栄養をとること」「体を動かすこと」「人と交流すること」を取り入れることです（191ページ参照）。

このような生活を心がけることは、フレイルを防ぐことにもつながります。

フレイル予防と認知機能低下予防の一石二鳥

生理的予防法（脳の生理的状態をよくする）

○食習慣

さまざまな食品から栄養をとる

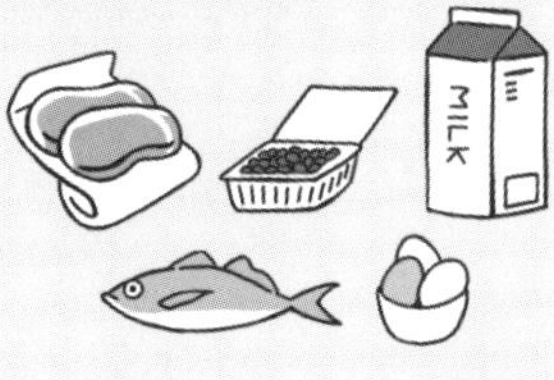

○運動習慣

ウォーキングなどの有酸素運動

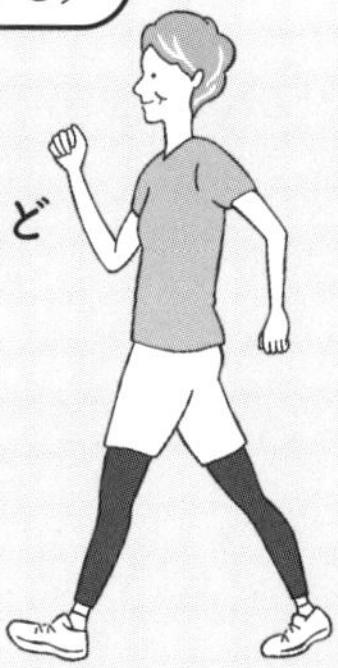

認知的予防法（神経のネットワークを強化する）

○知的活動習慣

料理、買い物でのお金の計算、手芸、日曜大工など

○対人接触

人との会話、ふれあいなど

↓

記憶、注意機能、思考想像力を刺激する活動

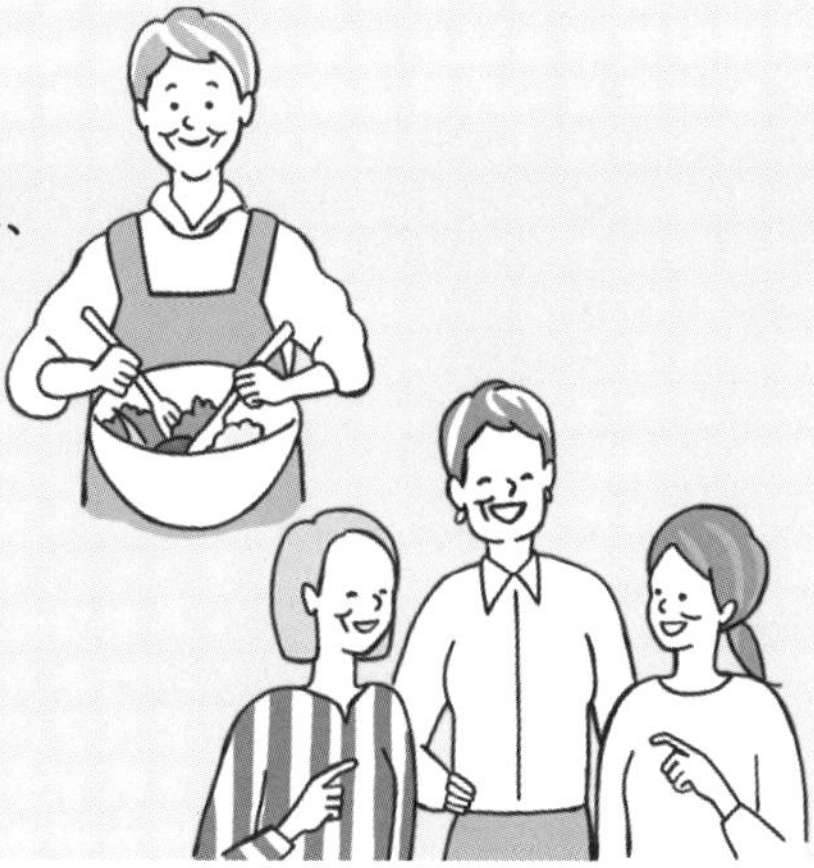

監修

藤原佳典（ふじわら・よしのり）

東京都健康長寿医療センター研究所副所長

北海道大学医学部卒業、京都大学病院老年科などを経て、京都大学大学院医学研究科修了。医学博士。2000年東京都老人総合研究所研究員、2003年米国ジョンズホプキンス大学加齢・健康研究所訪問研究員、東京都健康長寿医療センター研究所・社会参加と地域保健研究チーム研究部長、東京都介護予防・フレイル予防推進支援センター・センター長(併任)などを経て、2023年より現職。世代間交流・地域づくりの視点から、高齢者の健康づくり・フレイル予防について研究している。内閣府高齢社会対策の基本的在り方等に関する検討会構成員、厚生労働省一般介護予防事業等の推進方策に関する検討会構成員他、多数の自治体の審議会座長を歴任。著書に『何歳まで働くべきか』社会保険出版社(共著)、『就労支援で高齢者の社会的孤立を防ぐ　社会参加の促進とQOLの向上』ミネルヴァ書房(編著)、『地域を変えた「絵本の読み聞かせ」のキセキ』ライフ出版(監修)、『ご存じですか？「介護助手」のちから』社会保険出版社(編著)などがある。

健康長寿研究の専門家が教える 新しい健康のつくり方

60歳からはこれをやめてこれをやる！

2023年11月5日　初版発行

監修者　藤原佳典

発行者　富永靖弘

印刷所　誠宏印刷株式会社

発行所　東京都台東区台東２丁目24　株式会社　新星出版社

〒110－0016　☎03(3831)0743

ISBN978-4-405-09447-5